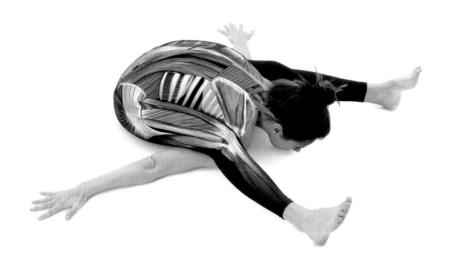

瑜伽训练
彩色图谱
ANATOMÍA & YOGAS

[西] 米雷娅·帕蒂诺·科尔（Mireia Patiño Coll）著

徐慧峰 译

U0258392

人民邮电出版社

北 京

图书在版编目（CIP）数据

瑜伽训练彩色图谱 ／（西）米雷娅·帕蒂诺·科尔著；
徐慧峰译. -- 北京 ：人民邮电出版社，2021.9
（悦动空间. 瑜伽）
ISBN 978-7-115-50050-2

Ⅰ．①瑜… Ⅱ．①米… ②徐… Ⅲ．①瑜伽—图解
Ⅳ．①R161.1-64

中国版本图书馆CIP数据核字(2021)第075883号

内 容 提 要

瑜伽是一种具有悠久历史的健身方式，深受世界各地人们的喜爱。本书是一本简明瑜伽训练可视化指南，共包括 30 多个精选的瑜伽基础练习体式。本书对每一个体式都用图示的方式进行了展示，并详细介绍了重点锻炼的身体部位、技术动作、调整方法及与此相关的其他体式。本书还详细介绍了与瑜伽训练相关的人体解剖学和生理学知识、调息和放松方法，提供了一系列瑜伽练习教学视频。

本书可供瑜伽初学者参考。

◆ 著 　 [西]米雷娅·帕蒂诺·科尔（Mireia Patiño Coll）
　　译 　 徐慧峰
　　责任编辑 　 刘 朋
　　责任印制 　 陈 犇

◆ 人民邮电出版社出版发行 　 北京市丰台区成寿寺路 11 号
　　邮编 　100164 　 电子邮件 　315@ptpress.com.cn
　　网址 　https://www.ptpress.com.cn
　　雅迪云印（天津）科技有限公司印刷

◆ 开本：787×1092 　 1/16
　　印张：7 　　　　　　　　　 2021 年 9 月第 1 版
　　字数：192 千字 　　　　　 2021 年 9 月天津第 1 次印刷
　　著作权合同登记号 　 图字：01-2019-1020 号

定价：59.90 元
读者服务热线：(010)81055410 　 印装质量热线：(010)81055316
反盗版热线：(010)81055315
广告经营许可证：京东市监广登字 20170147 号

前　言

　　瑜伽是一种有着四五千年历史的健身方式，并一直存续至今。它最早出现在印度。目前，全世界有数以百万计的人在练习某种形式的瑜伽：哈他瑜伽、王瑜伽、阿斯汤加瑜伽、巴克缇瑜伽、昆达里尼瑜伽、艾扬格瑜伽等。所有这些瑜伽类型都是练习者用来集中注意力，以及获得对修行的理解的不同实践方法。因而瑜伽也是修行的一种方式，它是随着时间的流逝而由人们逐步创造出来的。

　　瑜伽的含义是"联结"。它的最终目标是使人达到身体、心灵与精神的和谐统一。在西方，最流行的瑜伽类型是可以锻炼身体的种类，比如哈他瑜伽，所以我们有必要了解人类的身体及其解剖结构，以便正确练习瑜伽的基本姿势（体式：asanas）和呼吸技巧（调息法：pranayama）。

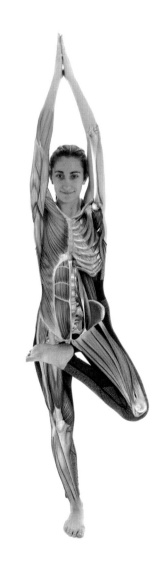

　　本书对瑜伽和解剖学进行了科学阐释。全书共分为3章，通过阅读全书，读者可以对什么是瑜伽，以及它的代表性练习方法有一个全面的了解。

　　第一章介绍了人体解剖学和生理学知识，描述了构成人体的所有系统，并着重介绍了练习瑜伽时会用到的最重要的4个系统：骨骼系统、肌肉系统、神经系统和内分泌系统。

　　第二章展示了34个经典体式，以及它们的相关体式和变体。每个体式都讲解了如何运用正确的技术动作来练习，它们可以为你带来的好处，以及练习过程中可能存在的任何风险。

　　第三章首先介绍了呼吸系统的解剖学和生物力学知识，然后重点讲解了练习瑜伽时所采用的呼吸方法——调息法，最后简要介绍了上完体式课后的放松方法。

　　所有内容都是依据瑜伽练习过程中人们的身心变化来编排的，有助于人们达到身心的和谐。

米雷娅·帕蒂诺·科尔

国际瑜伽师协会（IYTA）认证瑜伽师

拉曼·鲁尔大学文化对话专业硕士

目 录

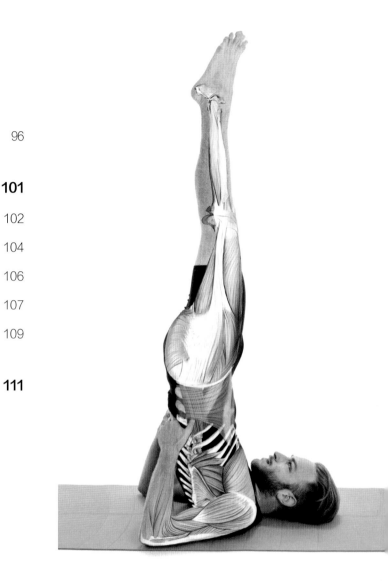

本书原著作者及相关人员

作　　者 [西] 米雷娅·帕蒂诺·科尔（Mireia Patiño Coll）

科学顾问 [西] 维克多·哥特（Victor Gotzens）

图形设计 [西] 托尼·英格莱（Toni Inglès）

插　　图 [西] 玛利亚姆·费隆（Myriam Ferrón）

模　　特 [西] 乔安娜·桑切斯（Joana Sánchez）

　　　　 [西] 阿尔瓦·加西亚·帕蒂诺（Alba Garcia Patiño）

　　　　 [西] 克里斯蒂安·加西亚·维拉

　　　　（Christian Garcia Vilar）

如何使用本书

以体式练习为例说明

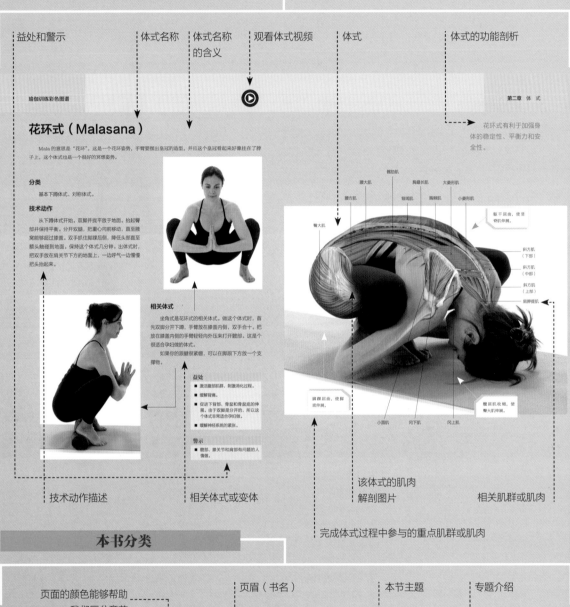

益处和警示　　体式名称　　体式名称的含义　　观看体式视频　　体式　　体式的功能剖析

瑜伽训练彩色图谱　　　　　　　　　　　　　　　　　　　　第二章　体　式

花环式（Malasana）

Mala 的意思是"花环"。这是一个花环姿势，手臂要摆出皇冠的造型，并且这个皇冠看起来好像挂在了脖子上。这个体式也是一个很好的冥想姿势。

分类

基本下蹲体式、对称体式。

技术动作

从下蹲式开始。双脚并拢平放于地面。抬起臀部并保持平衡。分开双腿，把重心向前移动，直至腹窝能够超过膝盖。双手抓住脚踝后侧，降低头部直至额头触碰到地面。保持这个体式几分钟。出体式时，把双手放在肩关节下方的地面上，一边呼气一边慢慢把头抬起来。

相关体式

坐角式是花环式的相关体式。做这个体式时，首先双脚分开下蹲，手臂放在膝盖内侧，双手合十。把放在膝盖内侧的手臂轻轻向外压来打开髋部。这是个很适合孕妇的体式。

如果你的跟腱很紧绷，可以在脚跟下方放一个支撑物。

益处
- 激活腹部肌群，刺激消化过程。
- 缓解背痛。
- 促进下背部、骨盆和骨盆底的伸展。由于双脚是分开的，所以这个体式非常适合孕妇练习。
- 缓解神经系统的紧张。

警示
- 髋部、膝关节和肩部有问题的人慎做。

花环式有利于加强身体的稳定性、平衡力和安全性。

躯干屈曲，使竖脊肌伸展。
髋部肌收缩，使臀大肌伸展。
脚踝屈曲，使脚底伸展。

臀大肌　　腰大肌　　腰方肌　　髂肋肌　　胸最长肌　　大菱形肌　　小菱形肌　　脊肌　　胸棘肌　　斜方肌（下部）　　斜方肌（中部）　　斜方肌（上部）　　肩胛提肌　　小圆肌　　冈下肌　　冈上肌

技术动作描述　　相关体式或变体　　该体式的肌肉解剖图片　　相关肌群或肌肉

完成体式过程中参与的重点肌群或肌肉

本书分类

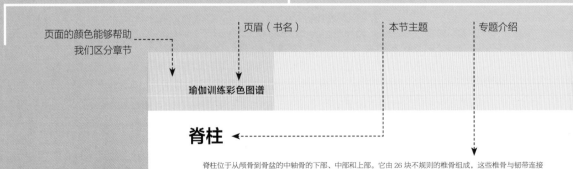

页面的颜色能够帮助我们区分章节　　页眉（书名）　　本节主题　　专题介绍

瑜伽训练彩色图谱

脊柱

脊柱位于从颅骨到骨盆的中轴骨的下部、中部和上部。它由 26 块不规则的椎骨组成，这些椎骨与韧带连接在一起，形成一个弯曲、灵活和牢固的结构。

如何观看视频内容

为了方便读者掌握书中介绍的相关体式，我们专门录制了 35 段演示视频。在这些演示视频中，专业瑜伽师通过规范的动作和恰当的节奏向我们演示了如何从一个姿势变换到另一个姿势，从而提升练习效果。

操作步骤：

- 保证智能手机或平板电脑处于联网状态。
- 用智能手机或平板电脑扫描书中提供的二维码即可观看。

包含教学视频

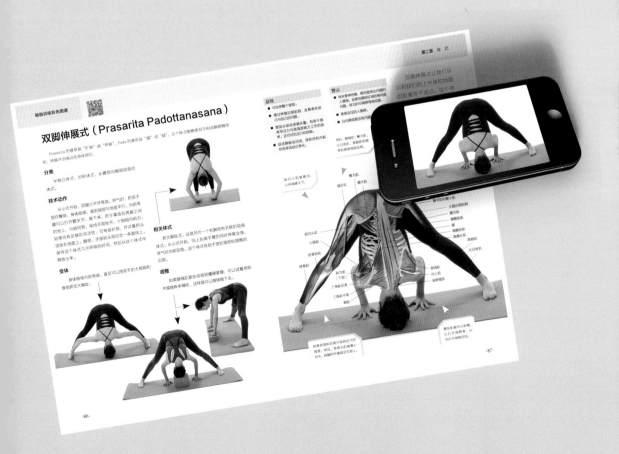

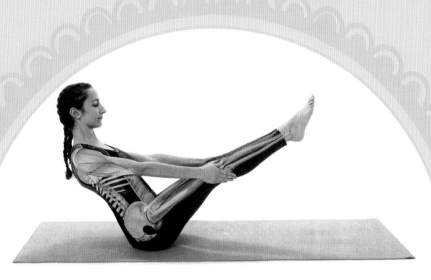

第一章　解剖学与生理学

　　解剖学是研究人体各组成部分的形态、位置、结构与功能关系等的学科。因为瑜伽是一种在身体层面起作用的运动，所以练习瑜伽的人需要具备解剖学与生理学的基本知识，或者更确切地说需要具备各器官或系统与人体的一般运动功能的知识。本章将解释骨骼系统、肌肉系统、神经系统、内分泌系统等的一般概念。坚持练习瑜伽将使这些系统受益。

生理系统

人体内有不同的系统，这些系统是非常复杂的，所有这些系统一起构成了一个有机体。每个系统都是由不同的器官组成的，而这些器官则各是由多种组织组合而成的，这些组织又是由一群细胞构成的，细胞是我们体内具有生命的最小组成部分。

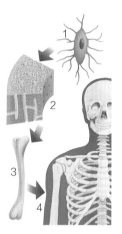

4 级组织结构：
1—细胞层次；
2—组织层次；
3—器官层次；
4—系统层次。

解剖学概述和人体组织层次

概括来说，人体解剖学是研究人体的结构组织以及它们之间的关系的学科。根据研究领域的不同，一般解剖学可分为两个学科：宏观解剖学和微观解剖学。宏观解剖学研究的是大的身体结构，如骨骼和器官；而微观解剖学研究的是非常小的身体结构，如细胞、纤维和组织。

根据解剖学研究对象的不同，在人体中存在着与内部结构组织相关的 6 个层次：分子、细胞、组织、器官、系统和人体。

分子与细胞

第一层次的结构组织是化学范畴的：原子结合在一起形成分子（蛋白质、透明质酸、脂类），分子经过结合后又形成了细胞。人体由数十亿个细胞组成，细胞是构成人体的最小单位，并且自身具有与环境相互作用、代谢和繁殖的能力。人体重要功能的正常与否取决于细胞的状态，因此健康的身体将由健康的细胞组成。

组织

把一组相似的细胞和一个共同的中间层细胞连接起来就形成了一个组织。人体有 4 种主要的组织：上皮组织、肌肉组织、神经组织和结缔组织。

练习瑜伽对人体系统的好处最大

骨骼系统

骨骼系统由骨骼（包括软骨）、韧带和关节组成。它是身体的支撑结构，是动作的被动执行者。同时，它也能够保护身体的脆弱部分（如头颅）。除此之外，骨骼系统也是形成血液和储存矿物质的地方。练习瑜伽有益于关节健康并能够调节脊柱曲度。

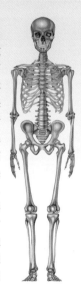

肌肉系统

肌肉系统是由主导运动的骨骼肌构成的，骨骼肌收缩使骨骼做出动作。几乎所有的骨骼肌都附着在骨骼上。我们有必要经常锻炼它们来保持其健康，以免它们萎缩。练习瑜伽能够加强它们的力量和弹性。

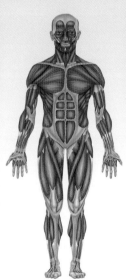

神经系统

神经系统主要包括脑、脊髓以及它们所发出的神经。它控制着身体的行为，也就是说，当受到来自内部和外部的变化刺激时，它通过激活肌肉或腺体来做出反应。当身体的某个部位被过度拉伸时，神经系统会通过痛感来警告我们，以此保护身体组织。练习瑜伽能够改善神经系统的功能。

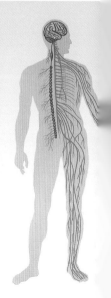

上皮组织。上皮组织覆盖了大部分的内脏器官，它也是腺体的主要组成部分，并参与形成了一些特定的结构（如毛发、指甲、胃黏液、眼角膜等）。

肌肉组织。肌肉组织由特殊分化的肌细胞组成，它的功能是运动与支撑。

神经组织。神经组织是人体通过神经冲动传递信息的组织，它由神经细胞和神经胶质细胞组成。

结缔组织。结缔组织将其他组织包裹起来，固定住它们，使它们成形并控制它们的运动。在一次伸展动作中，结缔组织的作用是确立最大伸展限度。结缔组织包括血液、淋巴、松软的固有结缔组织和较坚固的软骨与骨。

器官

多种组织可形成器官，其中的每一种组织在人体中都具有某种特殊的功能，例如构成眼睛、心脏、肝脏和肠道的组织。同时，各个器官可以协同工作，执行复杂的任务，组成器官系统。

系统

我们的身体主要由以下系统组成：皮肤系统、骨骼系统、肌肉系统、神经系统、内分泌系统、心血管系统、淋巴系统、呼吸系统、消化系统、泌尿系统和生殖系统等。

人体

这些系统组成了人体这个结构组织的最高层次。所有这些系统的平衡协作和良好的相互关系有助于我们身体的正常运作。

练习瑜伽会以某种方式影响所有的系统，尤其对骨骼系统、肌肉系统、神经系统、呼吸系统和内分泌系统有诸多益处。

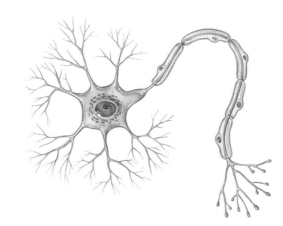

神经细胞：神经系统中的一种细胞，具有接收和传递从身体一个部位到身体另一个部位的神经冲动的能力。

内分泌系统

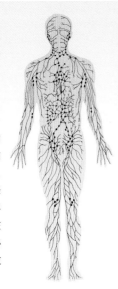

内分泌系统包括以下内分泌腺：脑垂体、甲状旁腺、甲状腺、肾上腺、胰岛、松果体、性腺等。这些腺体产生的激素能够调节和控制身体功能。练习瑜伽可以降低皮质醇的水平（皮质醇是人体在压力环境下分泌的一种糖皮质激素）。

心血管系统

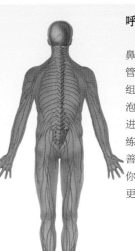

心血管系统的主要器官是心脏和血管。心脏负责泵送血液，并将其输送至人体的所有组织。练习瑜伽可以改善静脉回流受阻现象，促进身体外周（手和脚）的血液流动，提高机体的有氧能力（也叫有氧耐力）。

呼吸系统

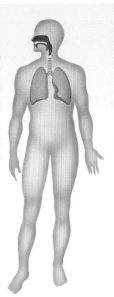

呼吸系统由鼻腔、咽喉、气管、支气管和肺组成。肺内有肺泡，血液与肺泡进行气体交换。练习瑜伽可以改善肺的功能，令你的呼吸更慢、更深、更稳定。

骨骼系统

骨骼系统是一组有序排列的骨骼结构，具有保护和支持身体器官的作用。它和肌肉系统一起促成了人体的各种动作。骨骼中存在造血干细胞，矿物质也储存在骨骼中。这个系统由骨骼、关节、软骨和韧带组成。

骨骼

骨骼构成了人体的内部结构。它们与骨骼肌一起，形成并控制人体的各种动作。除了支撑身体，它们还可以保护器官和软组织不会受到来自身体外部的任何冲击：颅骨保护大脑，脊椎中的椎骨环绕保护着脊髓，而骨质的胸腔保护着肺和心脏。

生命所必需的矿物质（如钙和磷）储存在骨骼中，某些骨骼中能够形成血细胞。

人体中有 206 块骨骼，这些骨骼根据形状和大小可分为 4 类：

- 长骨（如股骨和肱骨）；
- 短骨（如膝盖骨）；
- 扁骨（如颅骨、胸骨和肋骨）；
- 不规则骨（如椎骨）。

关节

关节是身体中两块或两块以上骨骼之间相连接的部分。它的作用是连接骨骼，并为身体提供灵活性。我们可以根据关节的结构和活动量的大小对关节进行分类。

根据活动量，关节被分为以下 3 类。

- 不可动关节：这一类是不能活动的关节，如颅骨。
- 微动关节：可轻微活动的关节，如椎间关节。
- 可动关节：这一类是完全活动的关节，如膝关节、肩关节和肘关节。

另一种分类方法是按结构分类。这种分类方法的依据是组织以及骨结构以何种方式连接在一起。

- 通过纤维组织连接——纤维状关节。

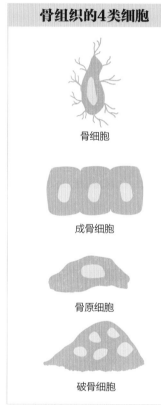

骨组织的4类细胞

骨细胞

成骨细胞

骨原细胞

破骨细胞

骨组织的细胞主要有 4 种类型：骨原细胞、成骨细胞（由骨原细胞分化而来）、破骨细胞（具有吸收骨质的功能）和骨细胞（骨基质内的成熟骨细胞）。

长骨有两个骨骺或极端骨骺，也就是骨头的末端。它们被关节软骨覆盖，关节软骨是一块骨骼与另一块骨骼建立连接的区域。圆柱形部分是骨干，由致密的骨组织组成，由膜覆盖，即骨膜。骨骼内部含有海绵状的脂肪组织，即骨髓。

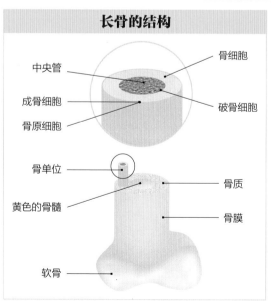

长骨的结构

中央管
骨细胞
成骨细胞
破骨细胞
骨原细胞
骨单位
黄色的骨髓
骨质
骨膜
软骨

滑膜关节的类型

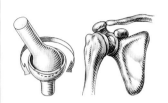

球窝关节（髋关节）

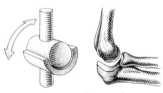

铰链关节（肘关节）

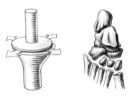

平面关节

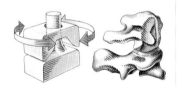

寰枢关节（椎骨间）

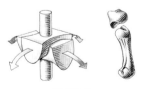

鞍状关节

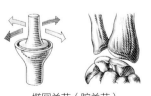

椭圆关节（腕关节）

- 通过软骨连接——软骨质关节。
- 通过关节囊连接——滑膜关节。这类关节也是可动关节，在骨骼系统中数量较多，使我们能够做出各种动作。相连接的骨骼由关节囊或滑膜关节（含滑膜液）分隔开。

软骨

软骨有 3 种类型：透明软骨、纤维软骨和弹性软骨。透明软骨在人体内最为丰富，它覆盖在许多骨骼的末端，并将肋骨与胸骨相连。在椎间盘中存在纤维软骨，耳朵中存在弹性软骨。

韧带

韧带是将两个相邻骨骼连接在一起的结缔组织，通常存在于骨骼与软骨之间。韧带具有本体感觉敏感性，这意味着它能够感知（由于其敏感的神经受体）任何运动的位置和速度，从而允许我们进行任何解剖学上的自然运动，同时限制任何异常运动并防止受伤。

韧带最常见的损伤是由关节过度运动引起的扭伤。并非所有的韧带都将两块骨头连接在一起，有些将内脏连接在一起。

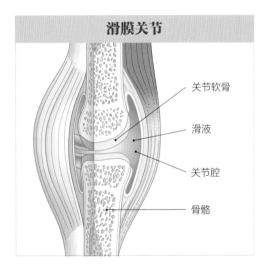

滑膜关节

关节软骨

滑液

关节腔

骨骼

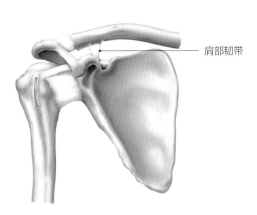

肩部韧带

人体骨骼

为了使接下来的内容更容易被读者理解，我们将人体骨骼分为不同的部分——中轴骨和附肢骨——来分别介绍。

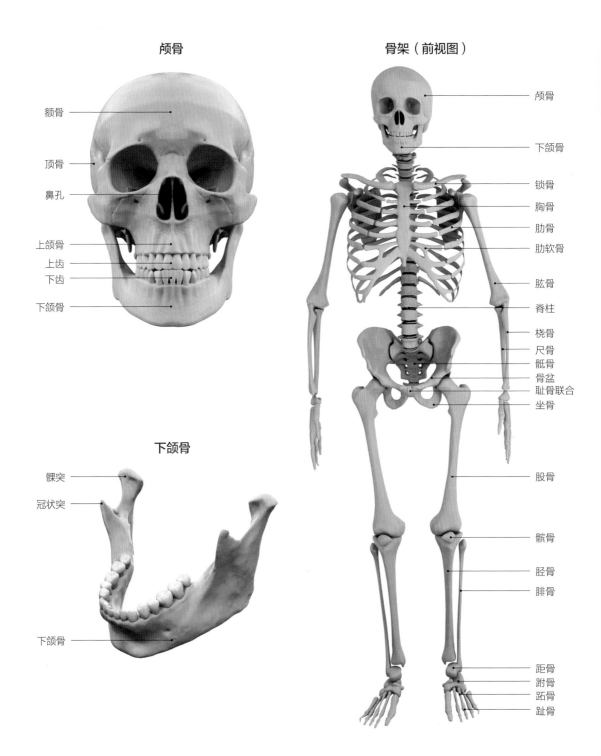

颅骨

额骨
顶骨
鼻孔
上颌骨
上齿
下齿
下颌骨

下颌骨

髁突
冠状突
下颌骨

骨架（前视图）

颅骨
下颌骨
锁骨
胸骨
肋骨
肋软骨
肱骨
脊柱
桡骨
尺骨
骶骨
骨盆
耻骨联合
坐骨

股骨

髌骨

胫骨
腓骨

距骨
跗骨
跖骨
趾骨

中轴骨

　　中轴骨包括了靠近或位于中心轴的骨骼。附肢骨向中轴骨延伸。中轴骨由 4 个部分组成：颅骨、胸骨、肋骨和脊椎骨。

附肢骨

　　附肢骨由上肢骨和下肢骨组成。

骨架（后视图）

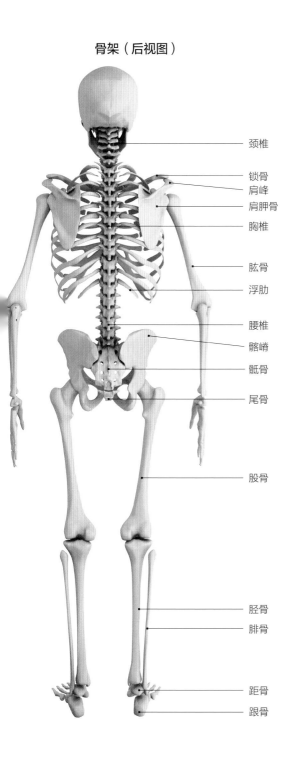

颈椎

锁骨
肩峰
肩胛骨
胸椎

肱骨
浮肋

腰椎
髂嵴
骶骨

尾骨

股骨

胫骨
腓骨

距骨
跟骨

骨架（侧视图）

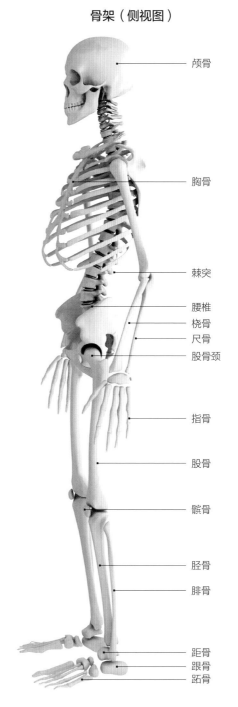

颅骨

胸骨

棘突

腰椎
桡骨
尺骨
股骨颈

指骨

股骨

髌骨

胫骨

腓骨

距骨
跟骨
跖骨

脊柱

脊柱位于从颅骨到骨盆的中轴骨的下部、中部和上部。它由 26 块不规则的椎骨组成，这些椎骨与韧带连接在一起，形成一个弯曲、灵活和牢固的结构。

椎骨

幼年时期，我们有 33 块椎骨；成年后，5 块骶椎骨融合在一起形成骶骨，4 块尾椎骨融合在一起形成尾骨。这意味着一个成年人有 26 块椎骨。根据它们的特点，我们把它们分为 5 个区域。

颈椎。颈椎由 7 块椎骨组成（C1~C7），它的功能是使我们能够转动头部。位于最高位置的第一颈椎（C1）让我们能够肯定地点头，而第二颈椎（C2）使头部能够做否定的摇头动作。颈椎是人体中最轻和最小的椎骨。

胸椎。胸椎由 12 块椎骨（T1~T12）组成，肋骨与之相连，它是脊柱最大的组成部分。

腰椎。腰椎由 5 块最大的椎骨组成（L1~L5）。它们的尺寸很大，并且十分强健，因为它们负责支撑身体。

骶椎。骶椎由融合在一起构成骶骨的椎骨组成。它的顶部与 L5 相连接，两边与髋部的骨骼相连接（骶髂关节）。

尾椎。尾椎是由 4 块融合在一起的椎骨形成的一块骨头，也称为尾骨。

椎间盘

椎骨之间有椎间盘，它们由抗压缩、能够吸收冲击的纤维软骨垫组成，同时也使脊柱具有柔韧性。

椎间盘的厚度取决于它们在脊柱中的位置。椎间盘最厚的部位是腰部（9 毫米），其次是胸部（5 毫米），最后是宫颈（3 毫米）。椎间盘厚度和椎体高度之间的关系决定了脊柱各部分的具体活动度。

随着时间的推移，椎间盘将失去水化作用，变得不那么柔软，并较易被压缩。随着年龄的增长，椎间盘将变干，韧带将变弱，这可导致疝气。

脊柱的动作

脊柱可以灵活地完成下面 4 个动作：向前屈曲、向后屈曲或伸展、侧屈和旋转。这些动作的活动范围会因脊柱的不同区域和不

颈椎（C1~C7）

胸椎（T1~T12）

腰椎（L1~L5）

骶椎

尾椎

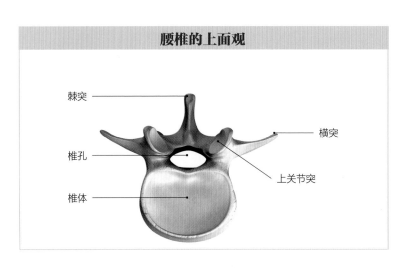

腰椎的上面观

棘突

横突

椎孔

上关节突

椎体

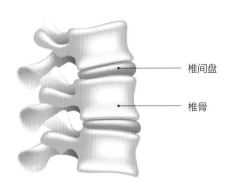

椎间盘

椎骨

椎间盘将椎骨彼此分开。位于腰椎间的椎间盘是最厚的，它为脊柱提供了灵活性，同时也能够吸收体重的冲击和身体其他部位对它施加的压力。

同的因素而不同，如椎骨的形状、椎体的厚度和高度之间的关系，以及肋骨的因素。

当两块椎骨相遇并且活动性发生变化时，我们称这种情况为"铰链"。你必须注意这种情况，有时需停止运动以避免受伤。

向前屈曲

这一动作是在矢状面上的延伸动作。在颈椎区域有一个很厚的椎间盘，这就是在这里会发生过度活动的原因。做向前屈曲动作时你必须考虑到颈－胸铰链（C1-T7）的变化。由于肋骨的存在，胸椎的柔韧性受到影响，并且这里的椎间盘很薄。腰椎有较大的灵活性。

向后屈曲或伸展

这是身体在矢状面上向后移动的动作。移动时，由于颈椎较短，胸椎区域的 C2 和 C6 出现超伸的情况。胸椎的灵活性受限，是由于它的椎间盘较薄，胸椎区较大，以及胸廓的骨质较疏松。由于腰椎的椎间盘较厚，棘突较长，腰椎的确具有良好的活动性。在这一动作中，你必须注意骶髂关节铰链与 T12-L1 铰链。

侧屈

这是脊柱在冠状面上的动作。在颈部，由于横突较宽和椎体呈矩形，所以以颈椎的灵活性受限。在胸椎的上部区域，肋骨的存在限制了胸椎的活动，因此胸椎下部区域的活动范围更大。由于椎间盘厚度与椎体高度的关系，腰椎具有很大的灵活性。你必须注意胸－腰铰链（T12-L1）。

旋转

这个动作是在水平面上进行的。由于整个颈椎具有很好的灵活性，寰椎和中心轴之间（C1-C2 铰链）有超伸现象。旋转时，胸椎具有良好的灵活性。你必须注意 T11-T12 铰链的旋转。

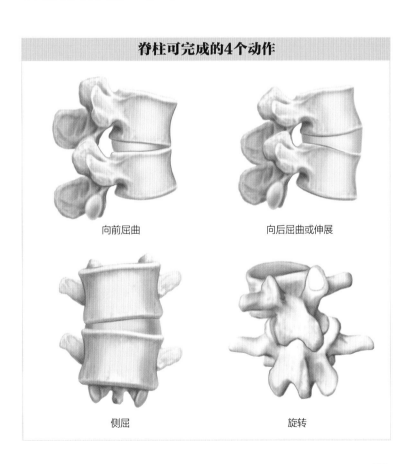

脊柱可完成的4个动作

向前屈曲

向后屈曲或伸展

侧屈

旋转

肌肉系统

肌肉系统由肌肉组成，是使身体能够做各种动作并为身体提供热量的系统。它唯一的功能是收缩或缩短，与骨骼和内脏一起移动。

根据细胞结构的不同，我们可以看出骨骼肌、心肌和平滑肌3种类型的肌肉之间的区别。

骨骼肌

骨骼肌是构成肌肉系统的主要肌肉。它们附着在骨骼上，负责牵拉骨骼，使其运动。它们由长的有伸展性的细胞组成。骨骼肌属于横纹肌和自主肌，因为我们可以控制它们。除了使骨骼运动，骨骼肌还能够维持身体的姿势与产生热量。

肌肉的力量

肌纤维被结缔组织包裹，然后聚集在一起成为一束，称为肌束。许多肌束被包裹在肌外膜中，用来

肌纤维被肌内膜所覆盖，同时被一层肌束膜覆盖，肌束膜是由一束筋膜构成的。许多筋膜构成一个肌外膜，与肌腱融合在一起并附着在骨骼上。

支撑整个肌肉；这个肌外膜与肌腱相连，肌腱同时固定在骨骼上。

动作

动作是由肌肉收缩产生的。收缩既可能意味着肌肉长度的改变（等张收缩），也可能是由于一个让肌肉保持相同长度的张力（等长收缩）而引起的。等张收缩时肌肉既可能收缩（肌肉收缩，产生动作），也可能被拉长（肌肉被拉长，使动作停止）。

产生动作

肌肉本身有能力产生动作，不同的肌肉也能够联合起来做出某个动作。主动肌负责产生动作，而拮抗肌（又称对抗肌）则能抵抗动作或保持紧张以限制动作。当主动肌收缩时，其对应的拮抗肌放松或伸展。至于协同肌，它可帮助主动肌，支持它做原本要做的动作或避免不想做的动作。

在起协同作用的肌肉中，还有一种叫稳定肌的肌肉，它的作用是固定骨骼，或在主动肌"启动"的时候起稳定作用。

身体姿势得以控制，是由于骨骼肌的存在。骨骼肌不断调整身体姿势，这样我们就可以保持直立，并令关节稳定。在活动过程中肌肉会通过收缩以热量的形式释放能量，为身体制造热量。

心肌

心肌位于心脏壁。它通过收缩，将血液经由血管推送到全身。心肌细胞也能够被拉伸，但这种拉伸是自主的，是由自主神经系统控制的。

心肌的工作是恒定的和永久的。它能够在不疲劳的情况下进行强烈且持续的收缩。与骨骼肌不同，心肌不能休息，哪怕是一秒也不行。

血液循环

当心脏收缩时，它的内室变

骨骼肌的结构

肌肉   筋膜

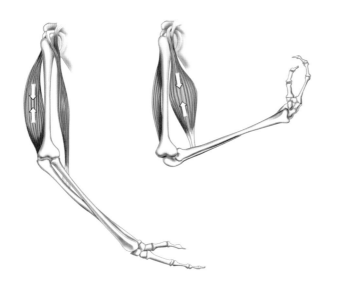

对于肌肉的每次收缩，必须至少有两个固定点：起点（附着在灵活性较差的骨骼上）和止点（附着在灵活性较好的骨骼上）。在收缩时，主要的肌肉通过向原点滑动肌丝来产生动作。

平滑肌

平滑肌位于中空器官（如消化道、血管、尿道）的壁上。与之前介绍的肌肉不同，平滑肌没有横纹，它是非自主肌，这意味着它不能被有意识地控制。它的收缩过程缓慢而有规律，有可能会持续很长一段时间。体现这个特点的一个例子：通过消化道运送食物。

小，血液被从右心室推向动脉。血液首先被推送到肺动脉，然后被推送到肺部。那里的血液缺少氧气，而通过气体交换，肺里的血液变得富含氧气。富含氧气的血液从肺静脉流出，通过左心房回到左心室。在那里，血液通过主动脉进入全身，富含氧气的血液将供给细胞（这是由于在毛细血管中发生了氧气和二氧化碳的交换）。接着，缺乏氧气的血液通过大静脉进入右心房回流到心脏。然后，心脏中的血液通过右心室再次被送入肺部。

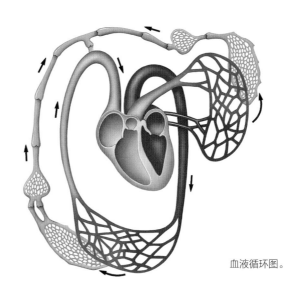

血液循环图。

骨骼肌、心肌、平滑肌对比			
种类	骨骼肌	心肌	平滑肌
位置	附着在骨骼上	在心脏壁上	在中空器官壁上
收缩	自主地，受神经系统调控	非自主地，受神经系统和一些激素的调控	非自主地，受神经系统和一些激素的调控
收缩类型和速度	可变收缩，从慢到快	节律收缩，缓慢地	有时收缩，有节律地、非常缓慢地进行

人体肌肉

肌肉系统使我们的骨骼可以移动，并保持它的稳定性。接下来，我们将详细介绍与练习瑜伽最为相关的肌肉。

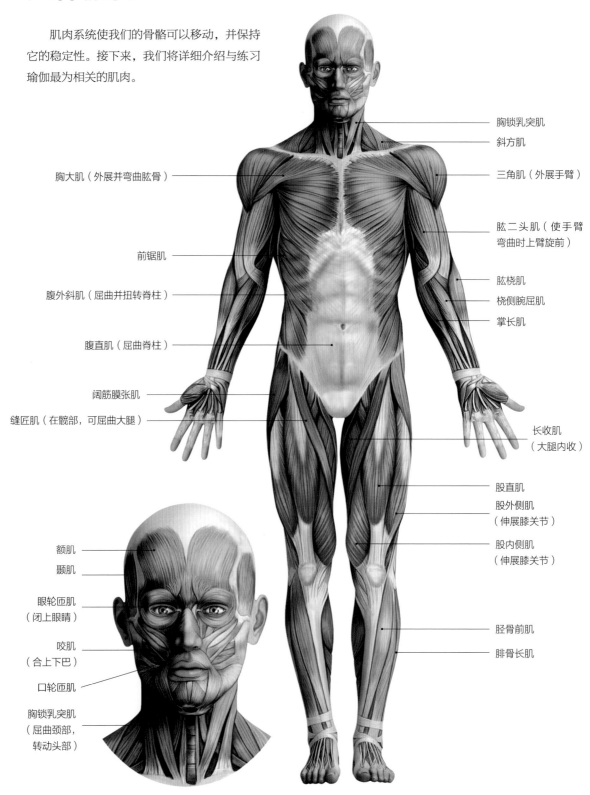

胸锁乳突肌

斜方肌

三角肌（外展手臂）

胸大肌（外展并弯曲肱骨）

肱二头肌（使手臂弯曲时上臂旋前）

前锯肌

肱桡肌

桡侧腕屈肌

掌长肌

腹外斜肌（屈曲并扭转脊柱）

腹直肌（屈曲脊柱）

阔筋膜张肌

缝匠肌（在髋部，可屈曲大腿）

长收肌（大腿内收）

股直肌

股外侧肌（伸展膝关节）

股内侧肌（伸展膝关节）

额肌

颞肌

眼轮匝肌（闭上眼睛）

咬肌（合上下巴）

口轮匝肌

胸锁乳突肌（屈曲颈部，转动头部）

胫骨前肌

腓骨长肌

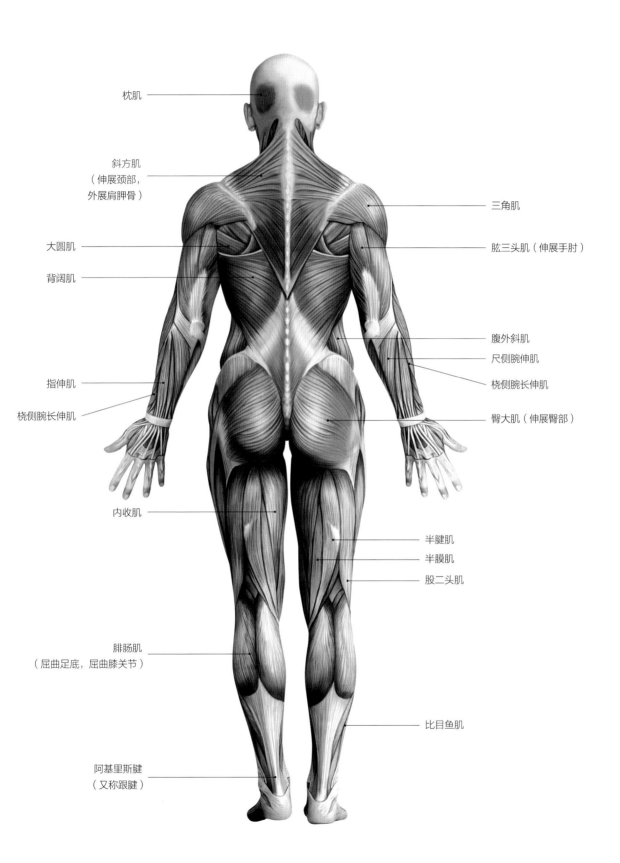

枕肌

斜方肌
（伸展颈部，
外展肩胛骨）

三角肌

大圆肌

肱三头肌（伸展手肘）

背阔肌

指伸肌

腹外斜肌

尺侧腕伸肌

桡侧腕长伸肌

桡侧腕长伸肌

臀大肌（伸展臀部）

内收肌

半腱肌

半膜肌

股二头肌

腓肠肌
（屈曲足底，屈曲膝关节）

比目鱼肌

阿基里斯腱
（又称跟腱）

动作平面和身体动作

身体的各种动作发生在 3 个不同的平面上，即矢状面、冠状面和水平面。就像我们将在本页下方图片中看到的那样，这些平面中的每一个都对应一组特定的动作。

动作平面

人体是三维的，它指的是人体的 3 个平面彼此构成一定角度，并将身体分成两半。

正面（冠状面）。正面是将身体分为腹侧部与背侧部的纵切面，也称为冠状面。在冠状面上产生的动作从前方可见（外展、内收、侧屈、倒置和外翻）。

矢状面。矢状面是把身体分为左右两半的纵向切面，也称为中间平面或半矢状面。在这个平面上产生的是轮廓可见的动作（屈曲、伸展、前拉、后拉、背拉、背屈和足底屈曲）。

水平面。水平面是把身体分为上半部分和下半部分的水平切面。可以从上面或下面看到这个平面上的动作（外旋、内旋、旋前、旋后）。

身体动作

以下是从瑜伽角度来看的最重要的身体动作。

屈曲。屈曲是通常发生在矢状面上的动作。屈曲会减小关节的角度，使两块骨头靠得更近，例如屈曲膝关节或肘部。在瑜伽中，屈曲通常意味着向前弯曲。

伸展。这是在矢状面上发生的动作。与屈曲相反，在伸展时，关节的角度或身体两部分之间的距离将增加，比如把头部向后仰超过 180 度时，就称为超伸。

旋转。旋转可以在水平面上进行。它是骨骼绕其纵轴转动的动作。如果旋转方向是向外的，则称为外旋；如果旋转方向是向内

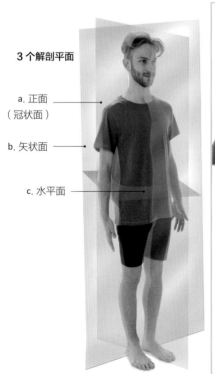

3 个解剖平面

a. 正面
（冠状面）

b. 矢状面

c. 水平面

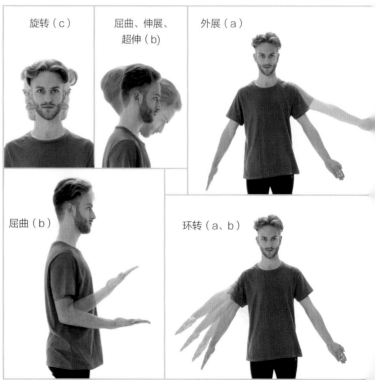

旋转（c）

屈曲、伸展、超伸（b）

外展（a）

屈曲（b）

环转（a、b）

的，则称为内旋，比如当我们用头部说"不"时。

外展。外展是在冠状面上发生的动作，它是指我们把一条腿或一只手臂从中线上移开（比如把手臂放在十字架上）。外展也指我们用手指、手臂、脚向外做扇形动作。

内收。内收发生在冠状面。与外展相反，当肢体靠近身体中线时就产生了内收动作（比如放下手臂并交叉）。

环转。环转发生在冠状面和矢状面上。环转动作结合了屈曲、伸展、外展和内收动作，是典型的四肢运动。我们也可以在髋部做这些动作。在环转动作中，关节的一端（近端）是静止的，另一端（远端）绕圈移动。

特殊动作

某些动作只发生在某些关节，它们是特殊的动作，但同样重要。

脚部和脚踝的动作。有4个动作发生在不止一个平面上：足背屈、足底屈、足倒转和足外翻。当我们把脚向上抬起时会发生足背屈，当我们脚尖朝下把脚放下时会发生足底屈，足倒转时脚部向内翻转，足外翻时脚部水平转动。

前臂的动作。有两个动作和尺骨与桡骨的旋转有关：旋后和旋前。旋后时，手臂旋转直至掌心朝向天花板，并且尺骨和桡骨互相平行。旋前或内旋是与旋后相反的动作：手臂向内旋转直至掌心向下或向后，在这种情况下桡骨穿过尺骨，形成一个X形。

捏手指。由于掌骨和腕骨的斜方骨之间的分节活动，各个指肚能够互相接触到，手指便能捏起来。

前推和后推。这两个动作分别相当于肩屈曲和肩伸展。

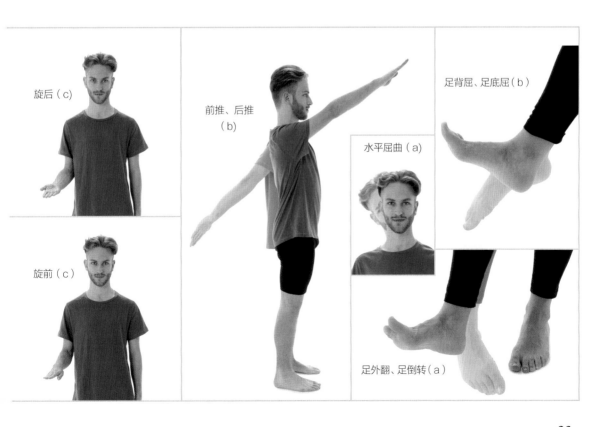

旋后（c）

旋前（c）

前推、后推（b）

水平屈曲（a）

足背屈、足底屈（b）

足外翻、足倒转（a）

神经系统

我们身体的重要活动的协调和组织是由神经系统控制的。它有一个复杂的细胞网络，几乎可以将神经冲动瞬间传递至身体的所有细胞。

主要功能

神经系统能够控制和协调其他器官，这是由于它的3个基本功能的高度专门化。

（1）**接收信息**。神经系统通过它的敏感受体，从我们的身体和不断变化的外部环境中收集信息。信息的收集称为感官输入。

（2）**整合**。大脑处理所获得的信息，发出指令让身体做出最有效的动作，并决定在面对任何突发情况时我们该做什么。这一切都有赖于大脑中的神经网络。

（3）**回应**。神经系统通过运动反射快速而充分地发送回应。

结构分类

神经系统可分为两大类：中枢神经系统和周围神经系统。

中枢神经系统（CNS）

中枢神经系统由脑和脊髓组成。脑位于颅骨内，脊髓位于脊柱椎管内。中枢神经系统是从传感器收集信息并向身体发送指令的地方。

周围神经系统（PNS）

周围神经系统是身体其他各系统器官和中枢神经系统用来进行通信的网络。它将神经冲动从感觉感受器传送到脊髓和脑，然后从那里分别通过脊神经和颅神经传送到效应器。因此周围神经系统按功能分为两个亚类。

■ **传入神经系统**。它是由将神经冲动传递到中枢神经系统的神经组成的，以使中枢神经系统了解身体内外发生的一切。

■ **传出神经系统**。它将神经冲动从中枢神经系统传送至肌肉和腺体。它又进一步被分为以下两种。

• 非自主神经系统。这个系统使我们能够有意识地控制肌肉的活动，同时也让我们能够感觉到触摸、

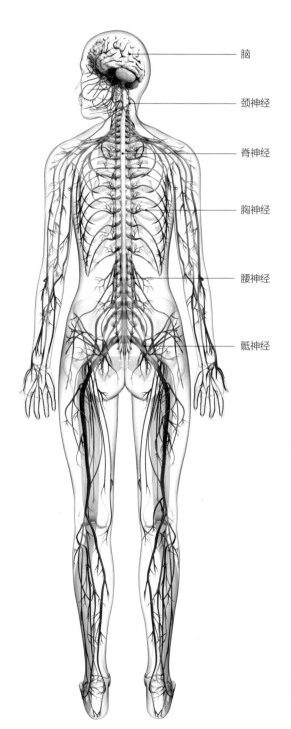

脑

颈神经

脊神经

胸神经

腰神经

骶神经

压力、声音和疼痛等。

- 自主神经系统。这个系统不受我们意志的控制，能够独立自主地调节我们的生理功能，如肠道和心脏的运动。这个系统也由两个部分组成：交感神经系统和副交感神经系统。交感神经系统能让身体在面对任何紧急情况时心率加速，动脉压升高，做好应对的准备。副交感神经系统可调节激素水平（消化和吸收过程）与内脏功能（降低心率和呼吸频率，增加胃液的分泌）。如果自主神经系统的功能出现异常，你可以通过在瑜伽练习中进行有意识的呼吸来进行改善。

内分泌系统

这个系统与神经系统一起调节身体的动作——通过小器官（包括乳腺、甲状腺等腺体，以及淋巴结等小型器官）实现。小器官受身体控制，主要功能是产生激素。激素负责刺激生长、新陈代谢、机体防御和生殖等缓慢的生理过程。

肾上腺

我们全身分布着各种各样的内分泌器官，如垂体（前、后）、松果体、甲状腺、甲状旁腺、胰腺、肾上腺和性腺（男性和女性）。除此之外，人体内还有其他具有内分泌活性的器官（比如下丘脑）。在瑜伽练习中，肾上腺的重要性显得尤为突出。

应激反应刺激交感神经系统产生"战斗或逃跑"反应。后者会刺激肾上腺，肾上腺由位于肾脏上部的两个金字塔形腺体组成。这些腺体在肾上腺皮质和部分神经组织（肾上腺髓质）上有分布。肾上腺皮质能够产生两种激素，它们可对长期的压力做出反应，如增加血液中糖的含量、保留肾脏中的钠和水、增高血压和抑制免疫系统。肾上腺髓质在受到外部威胁的刺激时会将儿茶酚胺类激素（肾上腺激素、去甲肾上腺激素）泵入血液。这会导致一种短期的结果：心率加快、血压升高、细支气管扩张，以及肝脏将葡萄糖释放到血液中，并增加代谢节律。

练习瑜伽有助于身体对压力的管理。我们已经知道压力会导致复杂的激素反应。持续的压力会严重损害身体，使我们更容易患上各种疾病，并能够削弱免疫系统。

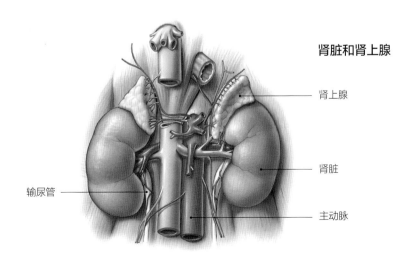

肾脏和肾上腺

肾上腺

肾脏

输尿管

主动脉

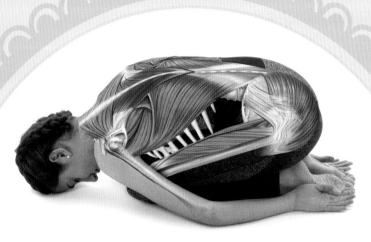

第二章 体 式

体式是我们在练习瑜伽时所采用的身体姿势。尽管一些体式因为可能造成一些不适或可能引发疾病的风险而在本书中进行了特别的警示说明，但它们总体上来说是适合大多数人的。这一章根据脊柱能做出的动作讲解了 34 个体式，并对它们进行了分类。另外，本章还介绍了每种体式的技术动作，练习这些体式的益处与警示，以及体式变体与解剖学方面的内容。在本章的最后，讲解了传统拜日式的每个动作的每一个步骤。

体式是我们在瑜伽练习中所采用的身体姿势。瑜伽体式做起来应让人感觉很舒服。我们可以通过适度的努力将体式保持一段时间，而不应勉强维持着，以免失去对体式的觉察力。

体式的分类

开始练习体式时，最重要的不是身体要有灵活性和力量，而是要了解自己的身体、姿势和呼吸。这是练习瑜伽体式时不可缺少的一个重要方面。练习瑜伽时要全神贯注于当下，换句话说，就是"此时此地"。把全部的注意力集中在正在做的动作上面，能够帮助我们将体式练习内在化，上升到心智和精神的层面。

我们可以根据瑜伽体式的具体动作与激活部位的关系以及与躯干的一般运动的关系，把体式分成不同的组。这是为了关联体式而进行的一个大致的分类，不是一成不变的，我们可以按照瑜伽课的编排序列将这些体式组合起来。

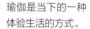
瑜伽是当下的一种
体验生活的方式。

- 基础体式；
- 力量体式；
- 平衡体式；
- 侧屈体式与三角式；
- 伸展与后弯体式；
- 前倾体式；
- 扭转体式；
- 倒立体式。

练习的外在前提

一千克汗水比一吨理论更有价值。

——斯瓦米·希瓦南达

我们需要足够的空间、时间和一些辅具来练习体式。我们可以制订一个周计划表，在里面标出留给瑜伽的时间（每天或每隔一天，下午或上午）。最好从一个简单而现实的目标开始并达成这个目标。

地点。它应该是一个安静的地方，且温度适宜——应足够温

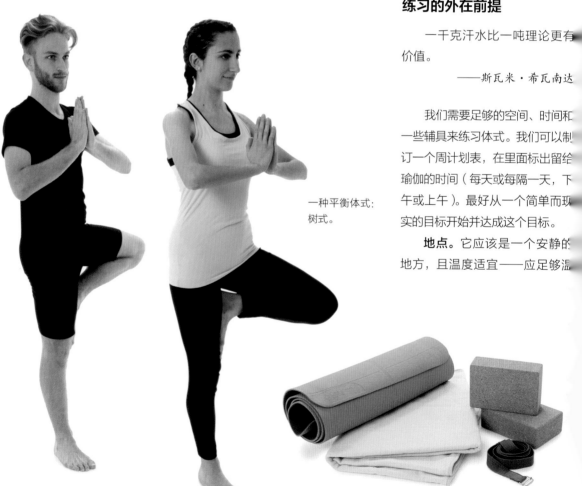
一种平衡体式：
树式。

暖，做放松练习时不会感觉太冷。

时间。 重要的是要找一个属于你自己的时间，并且它只属于你，你不会被打扰；应避免接电话或做其他会令你分心的事情。

基本装备。 我们需要一个防骨垫，这样练习瑜伽时就不会有骨倒的危险。使用枕头或折叠的毯子来支撑头部或坐姿可能会有所帮助。当我们放松或冥想时，也可以盖上毯子。另外，软木瑜伽砖和绳子对完成难度大的体式有帮助作用。

衣服。 最好是天然纤维材料的。稍紧的紧身裤和棉质 T 恤较为合适，因为它们可以让我们看到身体各部位的位置，从而检查动作是否到位，比如腿部是否呈一条直线。如果感觉舒服，宽松的衣服也可以。此外，如果房间温度适宜，建议不要穿袜子，因为光脚做可以更好地体会更细微的感觉，更好地观察姿势。

练习的内在前提：身体的准备

每次我们开始练习时，都需要先以简单易行的动作来让身体做好准备。我们可以做最基础的体式（比如猫虎式或膝到胸式），

或者也可以做拜日式。做完这些体式后，我们就可以开始正式的练习了。做一个体式需要遵循 4 个步骤。

（1）进入起始姿势。

（2）把动作做完整来形成体式。

（3）将体式保持一段时间。

（4）退出体式。

动作。 动作必须是缓慢的，能保持一段时间的——做体式时根据练习者的水平和进展可以将体式保持几秒到几分钟，甚至更长时间。

姿势。 姿势必须是舒适且稳固的。完成体式后可以用摊尸式、俯卧放松式甚至弓式来稍作休息。有些体式动作很剧烈，对身体的某些部位有特殊的作用，在这种情况下，可以做一个与其反向的体式，以抵消原本的体式对身体可能产生的不良影响。比如一个剧烈的伸展体式之后，可以做一个温和的向前屈曲的动作作为反向体式。

呼吸。 最后，一旦做了一个标准的体式，我们不仅会感觉到自己的身体，而且还会感觉到伴随着它的呼吸。

练习注意事项

- 在通风、温度适宜的地方练习。
- 避免在饱腹的情况下练习。
- 穿着舒适的服装（可能的话穿棉质的）。
- 在每次练习前做一个轻微的热身动作，比如拜日式或它的变体。
- 进入和离开体式时动作要缓慢，并努力感知动作过程。
- 完成每个体式之后要短暂休息一会儿。
- 在身体上采用非暴力原则，这样我们将永远不会把体式做到让身体疼痛的地步。
- 做体式时不要强迫自己的身体，应没有压力，不要对身体要求太多。
- 控制姿势以避免伤害是有必要的。
- 遵循体式的节奏，注意体式练习过程中身体发出的任何警告。
- 应保持耐心并坚持不懈，最好每天练一点儿。

瑜伽课程建议

- 了解身体（基础体式 1）；
- 解锁或热身（基础体式 2）；
- 平衡体式；
- 侧屈体式与三角式；
- 伸展体式；
- 前倾体式；
- 扭转体式；
- 倒立体式；
- 呼吸；
- 放松；
- 冥想。

山式（Tadasana）

Tadasana 来自于 tada 一词，它的意思是"山"，所以这个词被翻译为"山式"。练习这个体式，能够提高身体的稳定性与增强力量。

分类

基础体式、站姿体式、对称体式。

技术动作

双脚并拢站立（如果没有足够的身体稳定性，初学者可以双脚稍微分开，但不能超过臀部的宽度），将重心放在双脚上——位于整个脚面上，不要过于向内或向外。

想象一下，有一条铅垂线将身体分成了两半——从双脚的中心开始，一直到头顶。脊柱挺直，胸口微微抬高，颈椎略微伸直，手掌在胸口合十，通过感知呼吸和身体来保持姿势，以及保持身体的稳定。

变体

站立祈祷式（Samasthiti）。Sama 的意思是"对"或"相等"。而 Sthiti 的意思是"相当"和"平衡"。这个变体是在双脚分开的情况下完成的，这样我们就有了更宽大的支持身体的基础。站立祈祷式是其他站姿体式的起点。

双手在胸骨的高度合十。手指可以稍微分开。

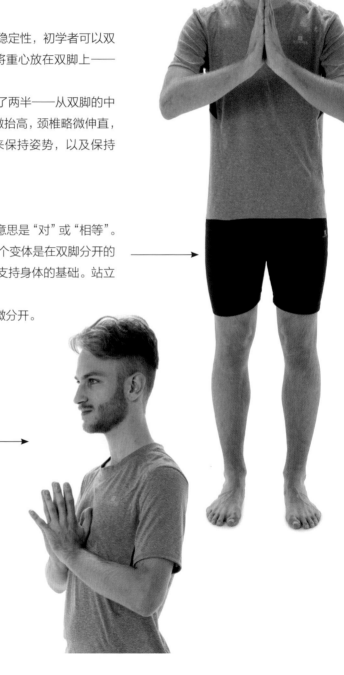

益处

- 消除不良姿势，强化正确的骨骼排列方式。
- 它让我们感知到了正确的重心位置，因此有助于改善脊柱、骨盆后部与下背部的柔韧性。

警示

- 如果你血压很低，请不要做这个体式。
- 避免在坐了很长时间或伸展了很长时间之后做这个体式。做这个体式之前，要先做一些可以促进血液循环的动作。

这个体式将我们的身体与地面建立起了联系，为我们打造了一个稳固的根基。这个体式教会我们遇事要保持冷静，提升了我们身体的稳定性，并有益于我们精神的安定。

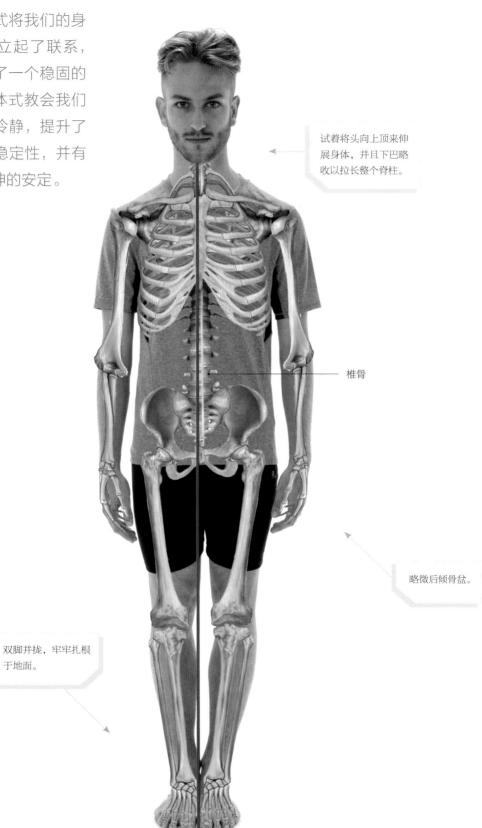

试着将头向上顶来伸展身体，并且下巴略收以拉长整个脊柱。

椎骨

略微后倾骨盆。

双脚并拢，牢牢扎根于地面。

直棍式（Dandasana）

Danda 的意思是"拐杖"或"棍"，在这个体式中脊柱像棍子一样挺直。这是一个基础体式，是其他体式的启动姿势。

分类

基础体式、坐姿体式、对称体式。

技术动作

双脚并拢坐在地上，躯干挺直，双手放于地面。坐姿稳定，坐骨接触地面。

伸展双腿，使它们与躯干构成 90 度角。向前向上提升胸部。肩部向后展，双手下压地面。做腹式呼吸。更高级的做法是将双手在胸前做合十（Namaste）手印（表示尊敬的、打招呼的手势）。

在体式中放松时，弯曲双腿，双脚放于地面，双臂环绕双腿，把头部放在膝盖上休息。

调整

如果背部紧绷或腘绳肌缺乏柔韧性，可以坐在靠枕或叠起来的毯子上做动作。

变体

从起始位置开始，双手在胸前做合十手印。这是一个高级的变体，需要练习者有较强的背部力量。

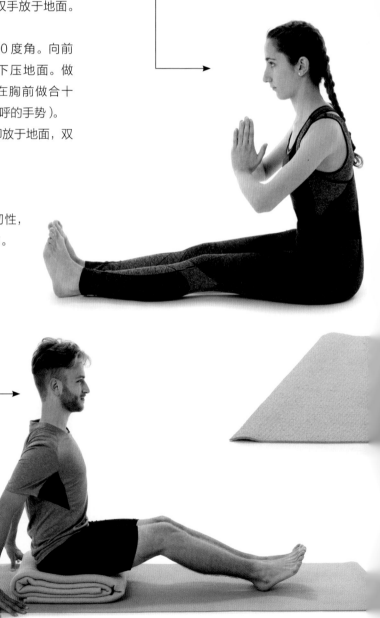

益处

- 强化背部、腹部和双腿的肌肉。
- 有助于腘绳肌的伸展。
- 加深练习者对坐姿中脊柱的正确姿势的感知。

警示

- 如果脊柱受伤了，请不要做这个体式。

直棍式能够让我们集中注意力。

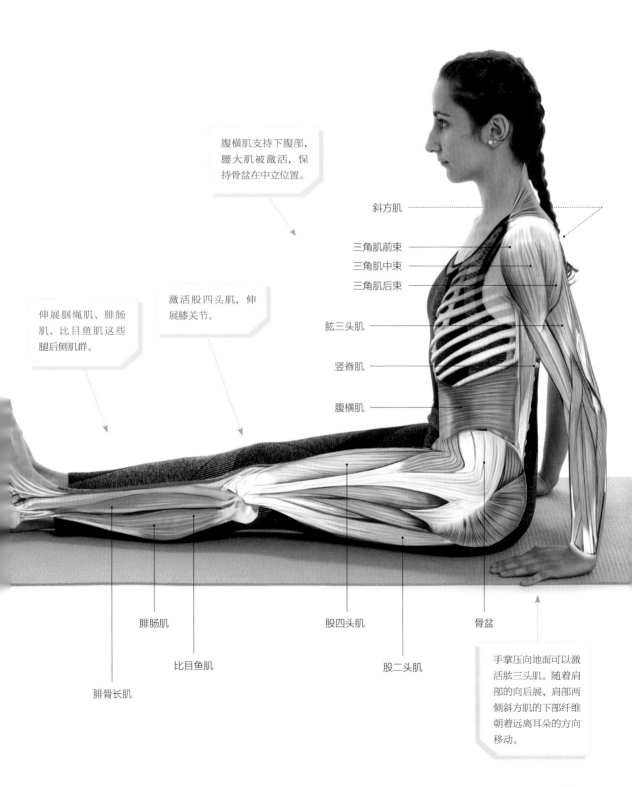

腹横肌支持下腹部，腰大肌被激活，保持骨盆在中立位置。

斜方肌

三角肌前束

三角肌中束

三角肌后束

肱三头肌

竖脊肌

腹横肌

伸展腘绳肌、腓肠肌、比目鱼肌这些腿后侧肌群。

激活股四头肌，伸展膝关节。

腓肠肌

比目鱼肌

腓骨长肌

股四头肌

股二头肌

骨盆

手掌压向地面可以激活肱三头肌。随着肩部的向后展，肩部两侧斜方肌的下部纤维朝着远离耳朵的方向移动。

摊尸式（Savasana）

Sava 的意思是"僵尸"，因为在该体式中，身体完全不动，就好像僵尸一样。它也被称作死亡姿势。在这个体式中身体保持静止，内心保持平静。

分类

基础体式、仰卧体式、对称体式。

技术动作

躺在地上，手臂与躯干略微分开，双手掌心朝上。双腿稍分开，双脚向外打开。检查身体是否紧绷，我们应意识到自己正在放松。面部放松，放下下巴，让眼睛休息。轻轻地、缓慢地、深入地呼吸。如果腰椎有问题，可以在腿下面放一条折叠好的毯子，还可以在头部下面放一个枕头。出体式时，做几次深呼吸，然后慢慢地站起来。

调整

如果你觉得这个姿势不舒服，可以在腿下垫上厚毯子，或者在头部下面放个枕头，也可以试着弯曲双腿或把手臂放在胸部上面。

益处

- ■ 消除疲劳。
- ■ 平静身心。

警示

- ■ 高级的压力管理方式。如果你背痛，可以在腿下面放一条毯子；如果你患有支气管炎或心脏病，可以在头部下面垫一个靠垫。
- ■ 如果你有低血压问题，在做这个体式之前身体先从平躺变成左侧卧来增加血液循环量。

相关体式

挺卧（俯）式是一个俯卧放松体式。脸朝下趴着，脚趾并拢，脚跟分开。伸展双臂，脸颊放在地面上。

这是一个和之前的体式一样的姿势，但前臂放在了头部两侧；也可以用在身体两侧掌心向上伸展双臂的方式来做。

这是俯卧放松式的一个变体，可以在动作激烈的体式之后作为放松活动来做。弯曲一只手臂和一条腿，另一只手臂和另一条腿保持伸展。脸颊朝下放在地面上。

摊尸式可令我们获得内心的平静与和谐。

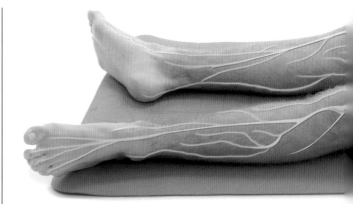

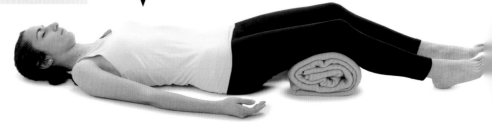

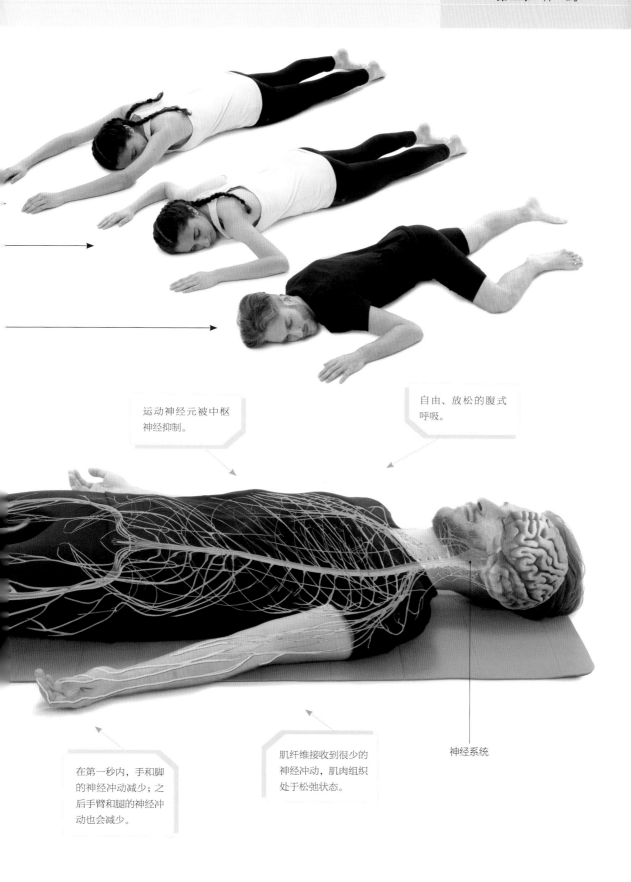

运动神经元被中枢
神经抑制。

自由、放松的腹式
呼吸。

在第一秒内，手和脚
的神经冲动减少；之
后手臂和腿的神经冲
动也会减少。

肌纤维接收到很少的
神经冲动，肌肉组织
处于松弛状态。

神经系统

膝到胸式（Apanasana）

Apana 是"下行气"的意思。这是一个简单的、与呼吸相协调的动作。它可以让我们呼吸顺畅，并能激活身体，以便开始正式的瑜伽课程。

分类

仰卧的对称屈曲体式。

技术动作

从摊尸式开始，弯曲双腿，双脚放于地面。用1秒的时间下意识地感受呼吸。然后把双脚抬离地面，两手分别抱住同侧的膝盖。呼气时，把双脚拉近身体；吸气时双脚放下，然后重复。

相关体式

锁腿式（Pavana Muktasana）。以膝到胸式作为准备姿势，左腿保持伸展的同时弯曲右腿。在一次呼吸中把右膝抱向胸口，在下一次呼吸中把右膝压向胸口。呼气时，右腿回到原来的位置。每侧重复做3次。

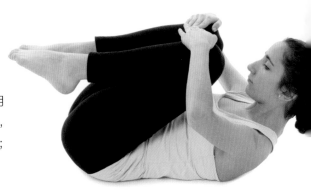

Pavana 是"风"的意思，Mukta 是"解放"的意思。这个体式激活了头后直肌，让身体可以自由地从体外吸入空气。双手抱住双膝时加入腿伸向胸部的变化，同时加深吸气，把头部抬起触碰膝盖。呼气时还原体式。在这个体式中，整条脊柱得到了伸展。这个体式能够放松神经系统。

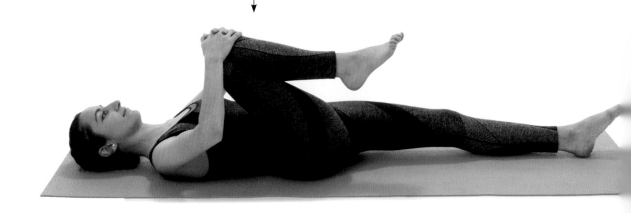

益处	警示
■ 消除下背部紧张感。 ■ 加快体内毒素的清除速度。	■ 患高血压的人慎做。 ■ 腹部器官有炎症的人慎做。

膝到胸式是一个动态的体式。它使我们体内的气体得以更新，同时也能帮助我们热身。

通过向躯干方向压腿来刺激呼吸过程，同时使腹部器官得到按摩。

这个体式中的身体动作通过呼吸衔接了起来。

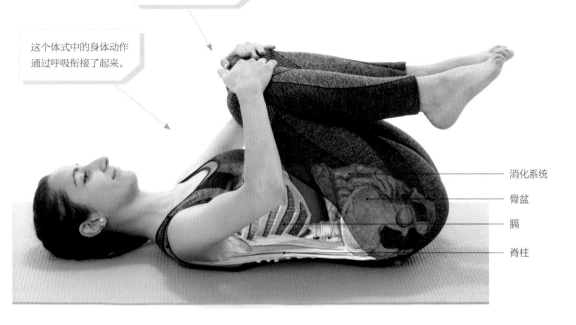

消化系统

骨盆

膈

脊柱

伸展腰椎并增加它的灵活性。

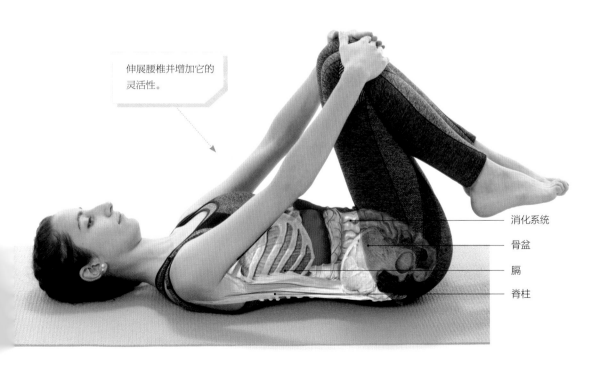

消化系统

骨盆

膈

脊柱

猫虎式（Marjariasana）

这个体式的具体动作让我们想起了两种猫科动物——猫和老虎，这就是这个体式名字的由来。

分类

基础体式、串联（动态的脊柱分节动作）体式。

技术动作

跪在地上；双腿的距离与髋同宽，放于地面；双手的距离与肩同宽，压向地面。手臂和大腿应垂直于地面。

姿势 1。呼气时从头部开始，接着依次屈曲颈部、背部、腰部，直到整个后背。后背抬到最高，形成弓形。

姿势 2。吸气时从尾骨开始，反弓整个背部。这个动作应贯穿整个脊柱，一直到头部。抬头，伸展颈部，伸直手臂和腿。然后继续练习，缓慢地重复整个过程。

益处

- 提高脊柱的柔韧性和灵活性。
- 加强背部肌肉，消除背部和颈部的紧张感。
- 激活腹部肌肉。
- 消除对神经系统有害的脊神经充血现象。
- 对孕妇和哮喘病患者有益。

警示

- 如果手腕有问题：用拳头支撑地面。
- 如果颈部有损伤：做体式时保持颈部的正确姿势。

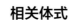

相关体式

单腿前屈伸展式是一个呼吸练习。可以从猫虎式开始来做这个呼吸练习。轻轻吸气，抬起头和左腿。深深地呼气，右腿压向地面，保持背部弓起，左膝朝鼻子方向移动。

首先从耻骨上方的腹部开始用力呼气，然后是腹部的中部、上部，最后从胸部呼出所有气体。再次吸气，这次按照相反的顺序：从上腹部和中腹部开始，将空气吸入胸部，同时抬起头部和腿。

练习猫虎式可以提高
我们在日常生活中动作的
协调性。

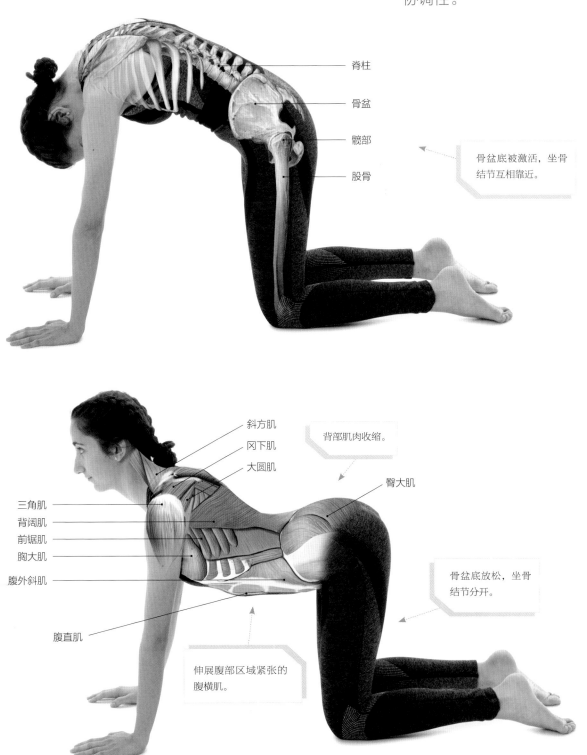

脊柱

骨盆

髋部

股骨

骨盆底被激活，坐骨
结节互相靠近。

斜方肌

冈下肌

大圆肌

背部肌肉收缩。

臀大肌

三角肌

背阔肌

前锯肌

胸大肌

腹外斜肌

腹直肌

骨盆底放松，坐骨
结节分开。

伸展腹部区域紧张的
腹横肌。

下犬式（Adho Mukha Svanasana）

Adho Mukha 的意思是"头向下的"，Svana 的意思是"狗"。这个体式让人联想到狗在伸展身体时的姿势。

分类

对称体式、半倒立体式。

反向体式

眼镜蛇式。

技术动作

从猫虎式的准备姿势开始。膝盖位于髋关节后面一点儿的地方。双手分开，与肩部同宽并张开手指。双手压向地面，从脚尖开始发力抬起膝盖，骨盆向后向上抬起来。把身体的重心转移到脚底，脚跟压向地面来伸展腿部。手臂外旋，身体应形成一个 X 形。

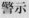

益处

- 激活身体，缓解紧张感。
- 增加头部的血液循环量。
- 强化手臂、腿部和背部肌肉。

警示

- 应防止关节超伸。
- 膝关节、肩部或手肘有炎症的人不要做。

调整

如果腘绳肌紧张或髋部屈曲受限，可以在做体式时弯曲膝关节。

也可以让同伴协助轻柔地做这个动作。

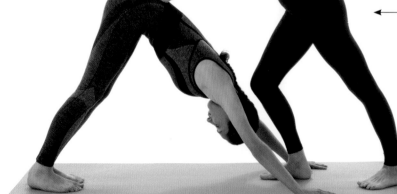

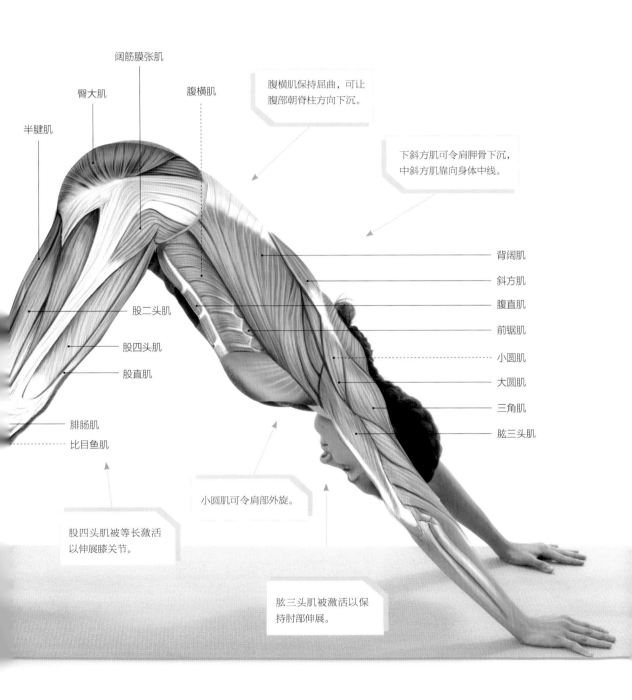

阔筋膜张肌

臀大肌

腹横肌

半腱肌

腹横肌保持屈曲，可让腹部朝脊柱方向下沉。

下斜方肌可令肩胛骨下沉，中斜方肌靠向身体中线。

背阔肌

斜方肌

股二头肌

腹直肌

股四头肌

前锯肌

股直肌

小圆肌

大圆肌

腓肠肌

三角肌

比目鱼肌

肱三头肌

小圆肌可令肩部外旋。

股四头肌被等长激活以伸展膝关节。

肱三头肌被激活以保持肘部伸展。

战士一式和战士二式
（Virabhadrasana Ⅰ / Ⅱ）

根据神话传说，Virabhadra 是一位英雄，他是由湿婆神的一缕头发创造出来的。

分类

战士一式：基础体式、不对称伸展的平衡体式。

技术动作

战士一式：从山式开始，向前迈一步，迈出腿的小腿向前移动，使膝关节弯曲，直至大腿与地面平行；膝盖不应超过脚踝，而应指向第二与第三脚趾的方向；后脚向外转 45 度。双臂举过头顶，掌心相对。释放体式，换另一边重复。

战士二式：从山式开始，朝侧面打开双腿，后脚（左脚）脚跟向外转 45 度，转动右脚直至与髋部成 90 度。弯曲右膝但不超过脚踝。在身体两侧打开双臂，直至指尖与肩部同高。把头转向右侧，看向指尖的方向。为了完成另一边的动作，打开并伸直双腿回到双脚互相平行的位置，在另一边重复相同的动作。

调整

战士一式的变体。如果肩部和颈部太紧张，可以采用双臂平行举过头顶、眼睛看向前方的做法。

更简单的做法是把双手放在髋部来做动作。

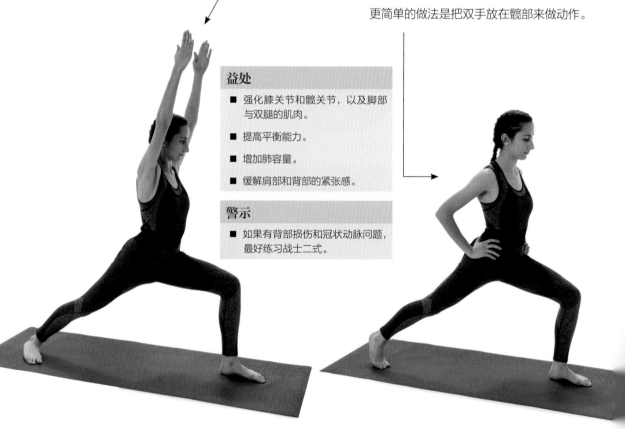

益处

- 强化膝关节和髋关节，以及脚部与双腿的肌肉。
- 提高平衡能力。
- 增加肺容量。
- 缓解肩部和背部的紧张感。

警示

- 如果有背部损伤和冠状动脉问题，最好练习战士二式。

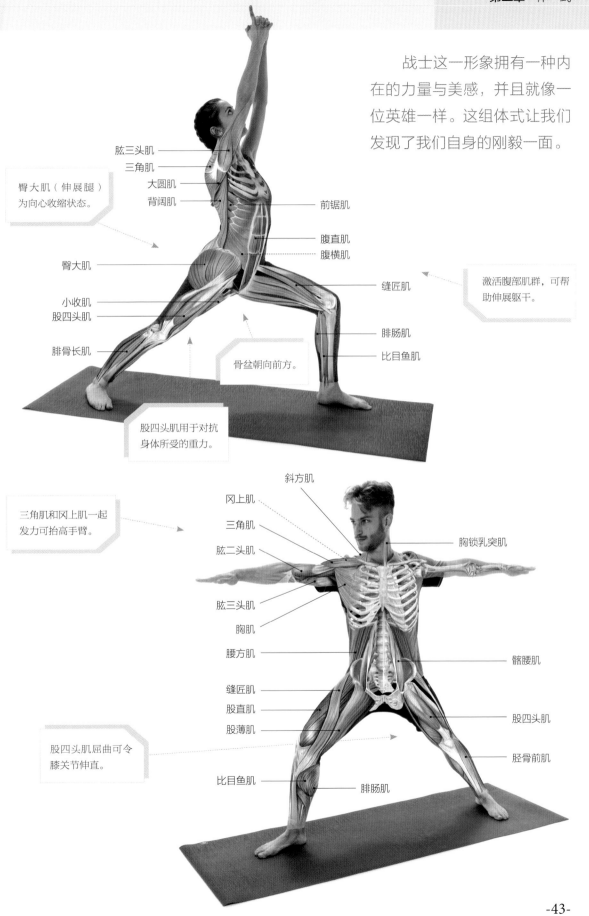

战士这一形象拥有一种内在的力量与美感，并且就像一位英雄一样。这组体式让我们发现了我们自身的刚毅一面。

肱三头肌

三角肌

大圆肌

背阔肌

臀大肌（伸展腿）为向心收缩状态。

前锯肌

腹直肌

腹横肌

臀大肌

缝匠肌

激活腹部肌群，可帮助伸展躯干。

小收肌

股四头肌

腓肠肌

腓骨长肌

比目鱼肌

骨盆朝向前方。

股四头肌用于对抗身体所受的重力。

斜方肌

冈上肌

三角肌和冈上肌一起发力可抬高手臂。

三角肌

肱二头肌

胸锁乳突肌

肱三头肌

胸肌

腰方肌

髂腰肌

缝匠肌

股直肌

股四头肌

股薄肌

胫骨前肌

股四头肌屈曲可令膝关节伸直。

比目鱼肌

腓肠肌

战士三式（Virabhadrasana Ⅲ）

这个体式和前两个体式一样都是以英雄命名的体式。

分类

基本平衡体式、不对称伸展体式。

技术动作

从战士一式开始，令躯干一点一点向前倾斜，同时把后腿抬起来，上半身向前倾斜。站立腿伸直并向地面施压，双臂向前伸展。

上半身与抬起的那条腿应保持与地面平行，抬起的那条腿自大腿根部起向内旋转，让腹股沟朝向地面。把整个身体的重量施加在站立脚上。保持这个姿势，平静地呼吸，然后释放体式，换另一边重复。

益处

- 激活腹部肌群。
- 强化脚部、脚踝和双腿的力量。
- 提高身体的灵敏性与活力，有利于身体的平衡。
- 提升专注力。

警示

- 如果关节有损伤，或者脚部、臀部和肩部有关节炎，要小心地练习。

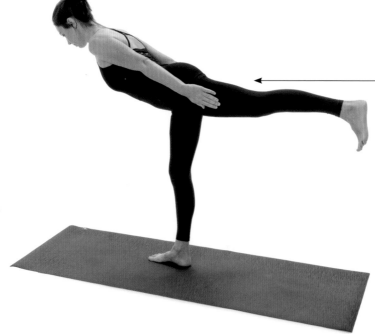

调整

双臂平行伸展的变体。

如果练习者有肩周炎，最好采用手臂放在身体两边的变体；如果平衡能力欠缺，可以将手臂支撑在墙上或椅子的靠背上来做逐步取得进步。

战士三式在增强身体的力量和活力的同时也可以提高身体的平衡性与内在协调性。

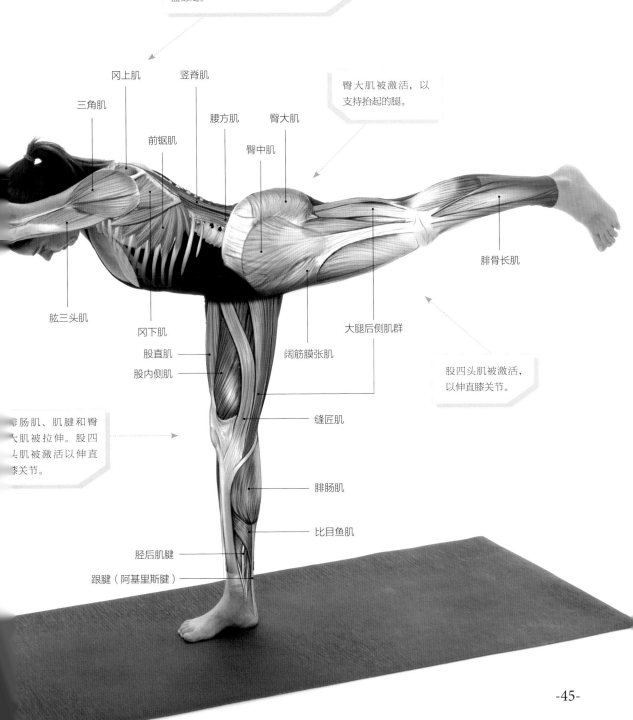

肱三头肌可令肘部伸直，三角肌前束和三角肌中束用于抬高手臂。脊柱的竖脊肌能令背部伸直，而腰椎可使躯干和骨盆稳定。

臀大肌被激活，以支持抬起的腿。

冈上肌

竖脊肌

三角肌

腰方肌

臀大肌

前锯肌

臀中肌

肱三头肌

冈下肌

股直肌

阔筋膜张肌

大腿后侧肌群

股内侧肌

腓骨长肌

腓肠肌、肌腱和臀大肌被拉伸。股四头肌被激活以伸直膝关节。

股四头肌被激活，以伸直膝关节。

缝匠肌

腓肠肌

比目鱼肌

胫后肌腱

跟腱（阿基里斯腱）

花环式（Malasana）

Mala 的意思是"花环"。这是一个花环姿势，手臂要摆出皇冠的造型，并且这个皇冠看起来好像挂在了脖子上。这个体式也是一个很好的冥想姿势。

分类

基本下蹲体式、对称体式。

技术动作

从下蹲体式开始。双脚并拢平放于地面。抬起臀部并保持平衡。分开双腿，把重心向前移动，直至腋窝能够超过膝盖。双手抓住脚踝后侧，降低头部直至额头触碰到地面。保持这个体式几分钟。出体式时，把双手放在肩关节下方的地面上，一边呼气一边慢慢把头抬起来。

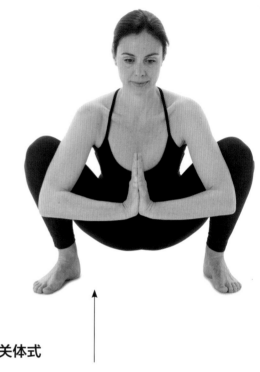

相关体式

坐角式是花环式的相关体式。做这个体式时，首先双脚分开下蹲，手臂放在膝盖内侧，双手合十。把放在膝盖内侧的手臂轻轻向外压来打开髋部。这是个很适合孕妇做的体式。

如果你的跟腱很紧绷，可以在脚跟下方放一个支撑物。

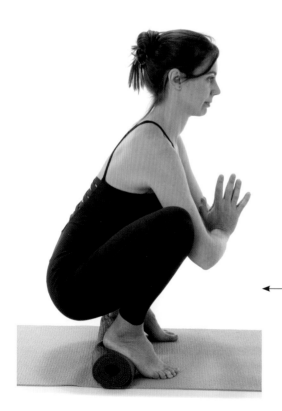

益处

- 激活腹部肌群，刺激消化过程。
- 缓解背痛。
- 促进下背部、骨盆和骨盆底的伸展。由于双脚是分开的，所以这个体式非常适合孕妇做。
- 缓解神经系统的紧张。

警示

- 髋部、膝关节和肩部有问题的人慎做。

花环式有利于加强身体的稳定性、平衡力和安全性。

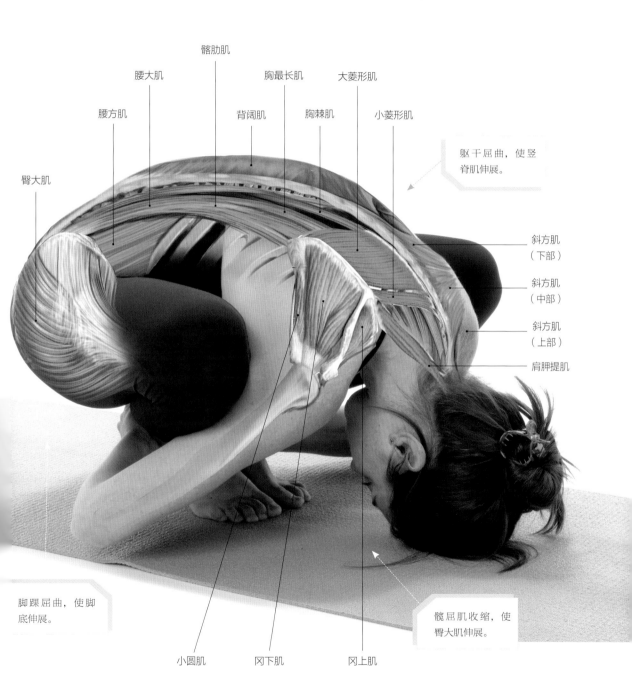

臀大肌

腰方肌

腰大肌

髂肋肌

背阔肌

胸最长肌

胸棘肌

大菱形肌

小菱形肌

躯干屈曲，使竖脊肌伸展。

斜方肌（下部）

斜方肌（中部）

斜方肌（上部）

肩胛提肌

脚跟屈曲，使脚底伸展。

髋屈肌收缩，使臀大肌伸展。

小圆肌

冈下肌

冈上肌

幻椅式（Utkatasana）

Utkata 是"力量""凶猛"或"勇气"的意思。该体式也被称为椅子式，因为它的样子看起来就像你正坐在一把椅子上。这是一个有利于加强身体的力量和稳定性的姿势。

分类

力量体式、双脚对称的体式。

技术动作

从山式开始。吸气时双臂举过头顶，掌心向上。观察肩部是否向下移动，令胸腔扩张。呼气时，一边弯曲膝关节，一边降低躯干，同时要保持骨盆朝向地面。脚跟下压地面，双脚和膝盖保持平行。伸展脊柱，每次呼吸时应使胸腔扩张。肩膀向下向后移，身体向前倾斜。

出体式时，在一次呼吸中慢慢伸展双腿，降低手臂的位置，然后回到山式几秒。用几秒的时间来体会幻椅式带给自己内心的觉知。

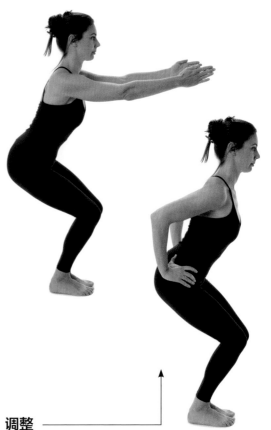

调整

这个体式可以用变体来练习。对于稳定性或平衡力差的人，建议利用墙壁作为支撑。如果平衡力实在有限，或肩部和颈部无力，可以将手臂向前伸展。利用墙壁的变体要加大胸腔的扩张幅度。如果练习中有任何不适可以把双手放在腰部，比如背部和手臂有任何不适的人，可以练习这个变体（双手放在腰部）。

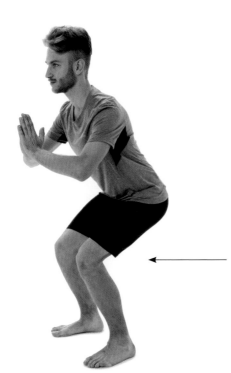

变体

一种变体是手掌合十式。从双脚开立的山式站立开始，像幻椅式那样降低躯干。建议想要加强腿部力量的女性练习这个体式。

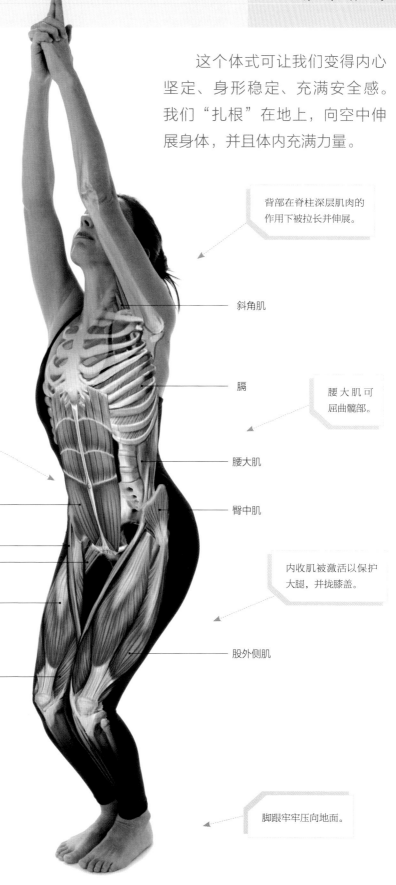

益处

- 强化双腿和脚踝的肌肉。
- 矫正腿部不良姿势和轻微的腿部变形。
- 加强稳定性、平衡力与力量。
- 刺激血液循环过程。

警示

- 膝关节无力的人慎做，但持续温和地练习这个体式也可以强化膝关节。
- 如果有坐骨神经和下背部问题，应小心地靠墙练习。

这个体式可让我们变得内心坚定、身形稳定、充满安全感。我们"扎根"在地上，向空中伸展身体，并且体内充满力量。

背部在脊柱深层肌肉的作用下被拉长并伸展。

斜角肌

膈

腰大肌可屈曲髋部。

腰大肌

腹直肌被激活以保护腰部，避免超伸。

臀中肌

腹直肌

缝匠肌

耻骨肌

股直肌

内收肌被激活以保护大腿，并拢膝盖。

股外侧肌

股内侧肌

脚跟牢牢压向地面。

船式（Navasana）

Nava 的意思是"小艇"或"小船"，所以这个体式被称为船式。练习这个体式，让身体模仿船与桨的造型，能让我们拥有力量、平衡感与活力。

分类

力量体式、对称体式、躯干屈曲体式、平衡体式。

技术动作

坐在地上，双腿并拢，让身体的重心移向尾骨并均匀地分布在坐骨结节上面。双手放在膝盖上面，保持片刻，同时抬高胸部。伸展双臂，直至与地面平行。胸骨抬高，背部挺直，保持这个姿势一段时间。

出体式时，弯曲双腿，把双脚放回地面来释放体式。

反向体式

婴儿式。

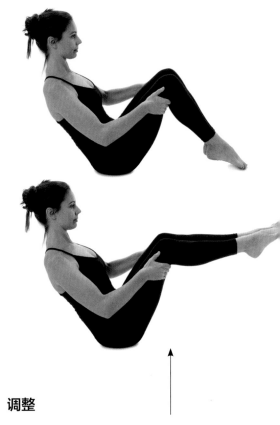

调整

为了做好这个体式，我们首先用脚尖轻轻撑地，然后再抬起背部。做第二个动作时，双脚先放在地面上，然后抬起双腿直至小腿与地面平行。

如果身体有任何不平衡的情况出现，可以选择将双手支撑在地面上。

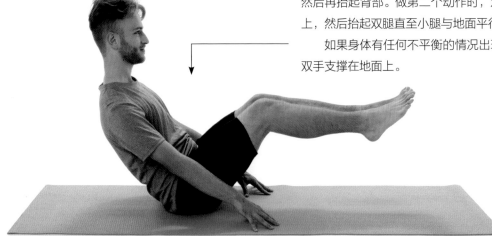

船式能够激活身体，使身体平衡、精神集中，让心获得力量。

益处

- 强化背部、腹部、颈部、腹股沟的肌肉，增强股四头肌的力量。
- 刺激消化系统（肠、胃、食管等），有利于消化；激活肾脏。
- 改善血液流动情况，使心脏充满活力。
- 促进身体的平衡，降低压力水平。

警示

- 腹股沟有炎症或有疝气问题的人慎做。
- 孕妇不要做。
- 腰部有问题的人慎做。

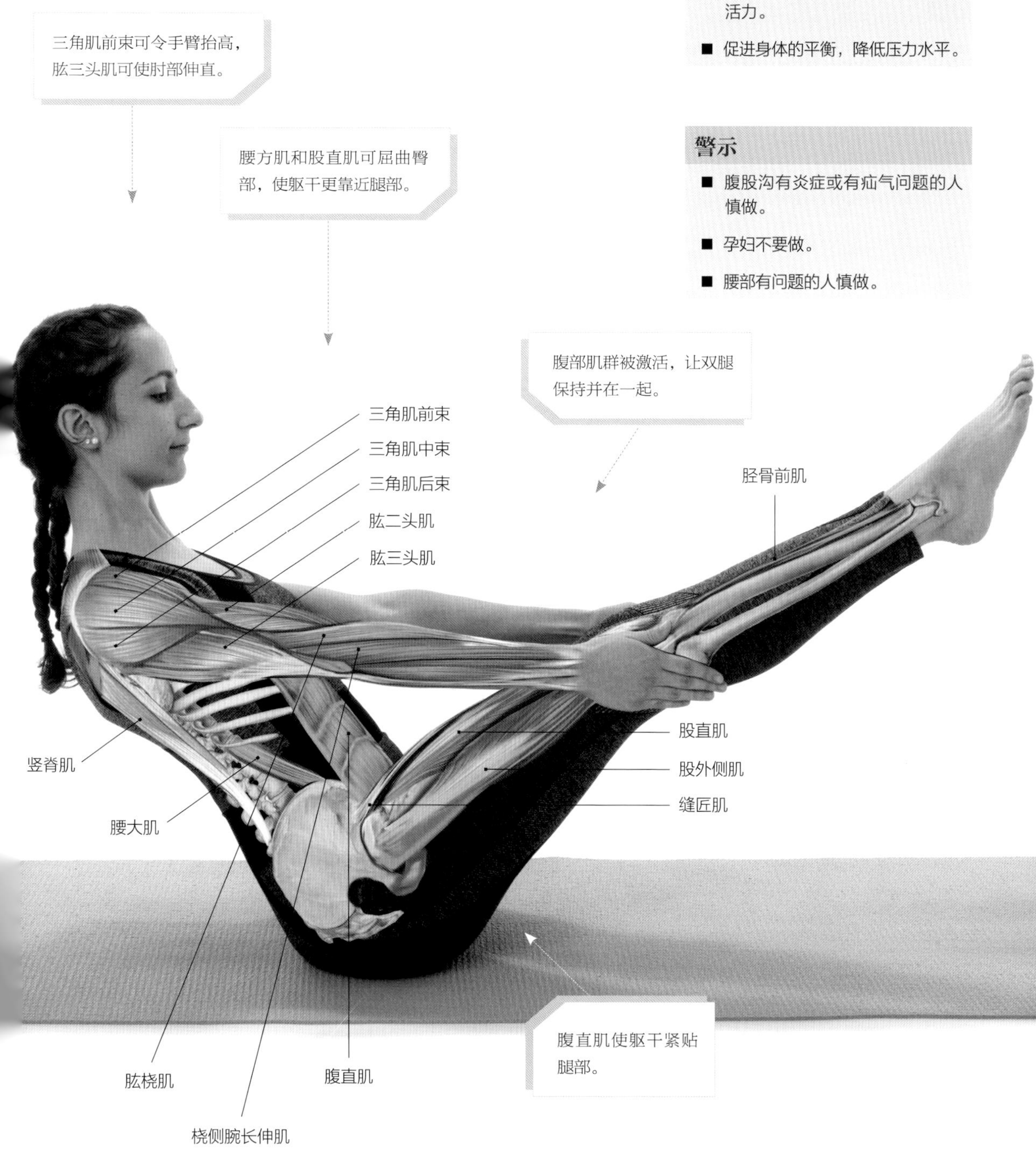

三角肌前束可令手臂抬高，肱三头肌可使肘部伸直。

腰方肌和股直肌可屈曲臀部，使躯干更靠近腿部。

腹部肌群被激活，让双腿保持并在一起。

三角肌前束
三角肌中束
三角肌后束
肱二头肌
肱三头肌

胫骨前肌

竖脊肌

腰大肌

股直肌
股外侧肌
缝匠肌

肱桡肌

腹直肌

桡侧腕长伸肌

腹直肌使躯干紧贴腿部。

瓦希斯塔式（Vasishtasana）

瓦希斯塔（Vasishta）是伟大的七圣哲之一，也是各种吠陀赞美诗的作者，这个体式是专门献给他的。Vasishta 这个名字的意思是"他是最优秀的"或"他是最好的"。

分类

力量体式、不对称体式、侧面平衡体式。

技术动作

双手放在地上，伸展双脚。向右侧旋转身体，让右手和右脚外侧支撑身体，把左脚放在上侧。竖直抬起左臂；脊柱和双腿仍然在一个平面中，维持顺位。保持这个体式几次呼吸的时间，然后释放体式。

调整

如果身体欠缺平衡性，可以用另一条腿来支撑身体。把它向前移动，然后脚跟压向地面。也可以用脚跟抵住一面墙壁来支撑身体。

变体

保持这个体式，把上面的手臂放在身体侧面。
另一个更高级的变化是，把腿向上抬起来，弯曲膝关节，用手扶住膝盖，并转头向上看。

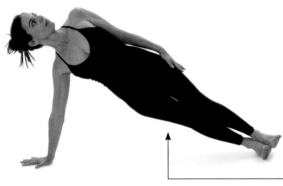

益处

- 强化手腕、手臂、肩部和腿部。
- 强化使身体保持直立的肌群。
- 提高身体的平衡能力，并使练习者形成身体侧平面的意识。
- 刺激血液循环和呼吸过程。

警示

- 手臂和肩部有关节炎症的人慎做。
- 背部有问题的人慎做。
- 常感到整个身体无力的人慎做。

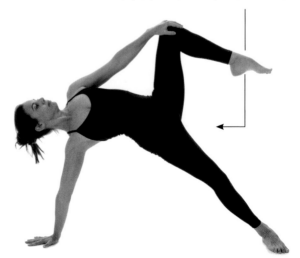

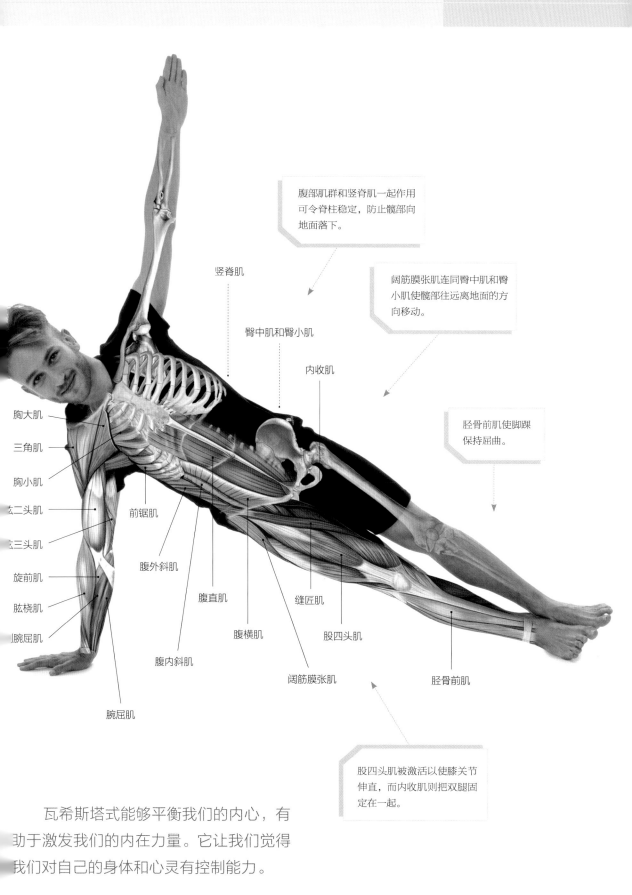

腹部肌群和竖脊肌一起作用可令脊柱稳定，防止髋部向地面落下。

阔筋膜张肌连同臀中肌和臀小肌使髋部往远离地面的方向移动。

胫骨前肌使脚踝保持屈曲。

股四头肌被激活以使膝关节伸直，而内收肌则把双腿固定在一起。

竖脊肌

臀中肌和臀小肌

内收肌

胸大肌

三角肌

胸小肌

肱二头肌

肱三头肌

旋前肌

肱桡肌

腕屈肌

腕屈肌

前锯肌

腹外斜肌

腹直肌

腹内斜肌

腹横肌

缝匠肌

股四头肌

阔筋膜张肌

胫骨前肌

瓦希斯塔式能够平衡我们的内心，有劲于激发我们的内在力量。它让我们觉得我们对自己的身体和心灵有控制能力。

四柱支撑式（Chaturanga Dandasana）

Chatu 的意思是"四"，Anga 的意思是"肢体"，Danda 的意思是"手杖"或"棍子"。这是 4 个肢体的手杖姿势。

分类

力量体式、对称体式。

技术动作

从手掌放在地上与肩部形成一直线的俯卧放松式开始。双脚压向地面，伸展双臂，做出桌子的造型。慢慢弯曲手臂直至身体与地面平行。肘关节应紧贴躯干。如果想要提高难度，可以慢慢向前移动身体，直至用脚尖来支撑身体。让身体紧绷得像一根棍子一样。将这个体式保持几秒，然后释放体式。可以重复练习几次。

相关体式

四足式是一个相关体式。四足式是四柱支撑式的预备姿势。在这个体式中，骨盆不应落在身体平面的下面或者高于身体平面。

变体

用膝盖支撑在地面上、肘关节弯曲的方式来做。

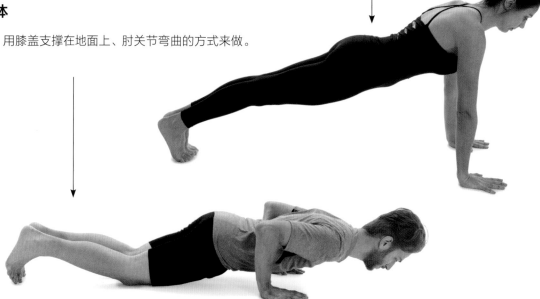

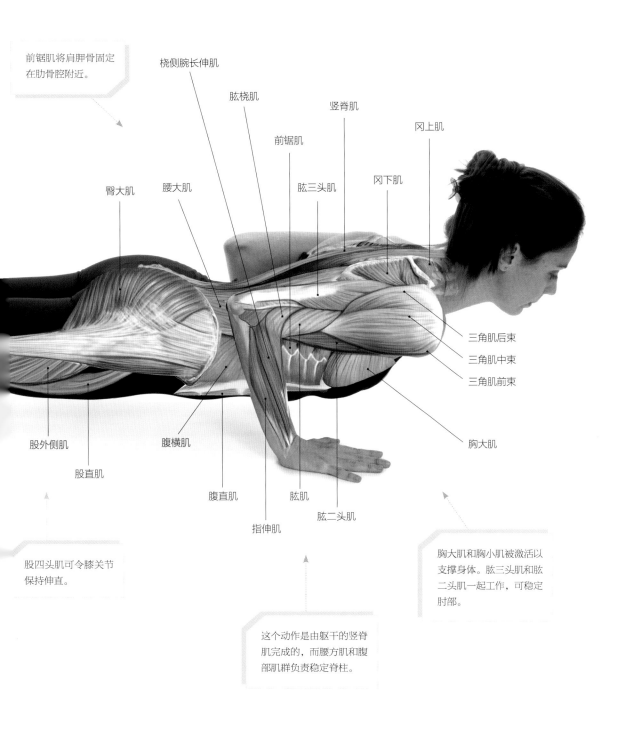

前锯肌将肩胛骨固定在肋骨腔附近。

桡侧腕长伸肌

肱桡肌

竖脊肌

前锯肌

冈上肌

臀大肌

腰大肌

肱三头肌

冈下肌

三角肌后束

三角肌中束

三角肌前束

股外侧肌

胸大肌

股直肌

腹横肌

腹直肌

肱肌

肱二头肌

指伸肌

股四头肌可令膝关节保持伸直。

胸大肌和胸小肌被激活以支撑身体。肱三头肌和肱二头肌一起工作，可稳定肘部。

这个动作是由躯干的竖脊肌完成的，而腰方肌和腹部肌群负责稳定脊柱。

益处
- 强化背部和腹部肌群。
- 加强手臂、手腕和肩部的力量。
- 提升耐力。

警示
- 整个身体无力，或正处于疾病恢复期的人慎做。
- 手腕、手臂或肩部有损伤的人慎做。

树式（Vrikasana）

Vrika 的意思是"树"，树式是就像树一样的姿势。这个体式使我们的脚部牢牢固定于地面，而身体的其他部位则向上伸展，就像一棵树一样，树根穿透地面，而枝条向上生长。

分类

基本平衡体式、不对称体式、站立体式。

技术动作

从山式开始，慢慢地把重心移到左脚，弯曲右膝关节，从髋关节开始把右腿向外展成莲花式。如果你没有足够的柔韧性，可以把右脚放在左大腿内侧的腹股沟区域。为了保持身体的平衡，把视线固定在水平方向的一点。双手合十，一边吸气，一边把手臂举过头顶。在感到舒适的前提下，尽可能长时间地保持这个体式。然后释放体式，换另一边重复。

另一种变体是，双手在胸前合十，使身体有更好的稳定性。如果身体很难保持平衡，可以把抬起的那只脚放在靠近地面的地方，或者可以倚靠一个坚实的支撑物——如墙壁或椅子——来做这个体式。

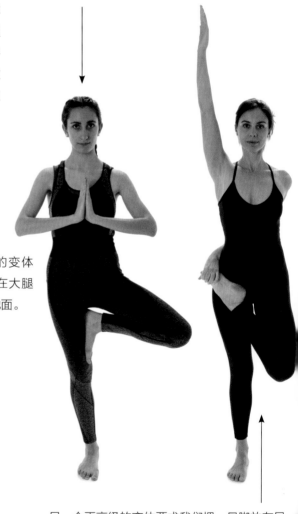

变体

在温和一些的变体中，可以把脚放在大腿内侧，脚趾指向地面。

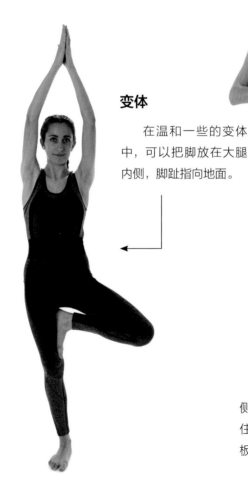

另一个更高级的变体要求我们把一只脚放在另一侧的臀部上面，摆成莲花式。一只手臂绕过背后，抓住这只脚。另一只手臂仍然保持伸直。如果你有半月板问题，不要练习这个变体。

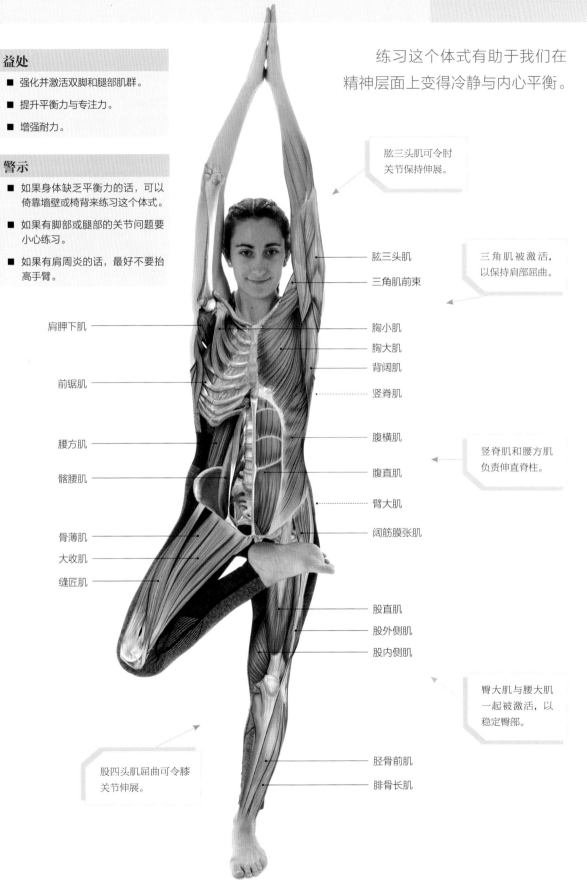

练习这个体式有助于我们在精神层面上变得冷静与内心平衡。

益处

- 强化并激活双脚和腿部肌群。
- 提升平衡力与专注力。
- 增强耐力。

警示

- 如果身体缺乏平衡力的话，可以倚靠墙壁或椅背来练习这个体式。
- 如果有脚部或腿部的关节问题要小心练习。
- 如果有肩周炎的话，最好不要抬高手臂。

肱三头肌可令肘关节保持伸展。

三角肌被激活，以保持肩部屈曲。

肱三头肌
三角肌前束
胸小肌
胸大肌
背阔肌
竖脊肌
腹横肌
腹直肌
臀大肌
阔筋膜张肌

肩胛下肌
前锯肌
腰方肌
髂腰肌
骨薄肌
大收肌
缝匠肌

竖脊肌和腰方肌负责伸直脊柱。

股直肌
股外侧肌
股内侧肌

臀大肌与腰大肌一起被激活，以稳定臀部。

股四头肌屈曲可令膝关节伸展。

胫骨前肌
腓骨长肌

鸟王式（Garudasana）

Garuda 的意思是"鹰"或"鸟王"。Garuda 还代表了毗湿奴神的金色身体的化身。练习这个体式能够提升我们的平衡力。

分类

基本平衡体式、不对称体式、站姿体式。

技术动作

从山式开始。弯曲右膝，同时有意识地把脚跟压向地面。把重心移到左腿，然后抬起右腿。把右腿向左转，让右腿后侧位于左大腿上。右脚向后移动并翘起脚趾，使得脚趾接触到对侧脚踝的内侧。把右臂放在左臂上面交缠双臂，双手并拢。（注：下页图片与此处的文字描述动作方向正相反。）出体式时，打开双臂，把它们向后伸展来刺激背部。在另一边重复。

益处

- 消除肩部、手臂和手腕的僵硬感，增加它们的灵活性。
- 强化腿部肌肉。
- 激活腹部区域。

警示

- 膝关节、手臂和肩部无力的人慎做。
- 经常眩晕或平衡性差的人慎做。
- 心血管系统有问题的人慎做。
- 怀孕的人慎做。

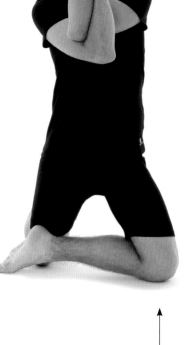

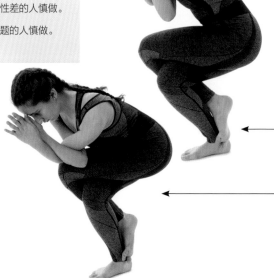

变体

这个变体的腿部变化打开了髋部侧面，使得身体和地面的连接更加稳固。

在这个更高级的变体中，屈曲髋部和膝关节，躯干保持挺直。请小心地练习这个变体。

在另一个变体中，体式被做得更加深入：在保持脊柱伸直的同时让肘部靠近身体。保持这个体式一段时间。这个体式不适合那些有心血管问题的人。

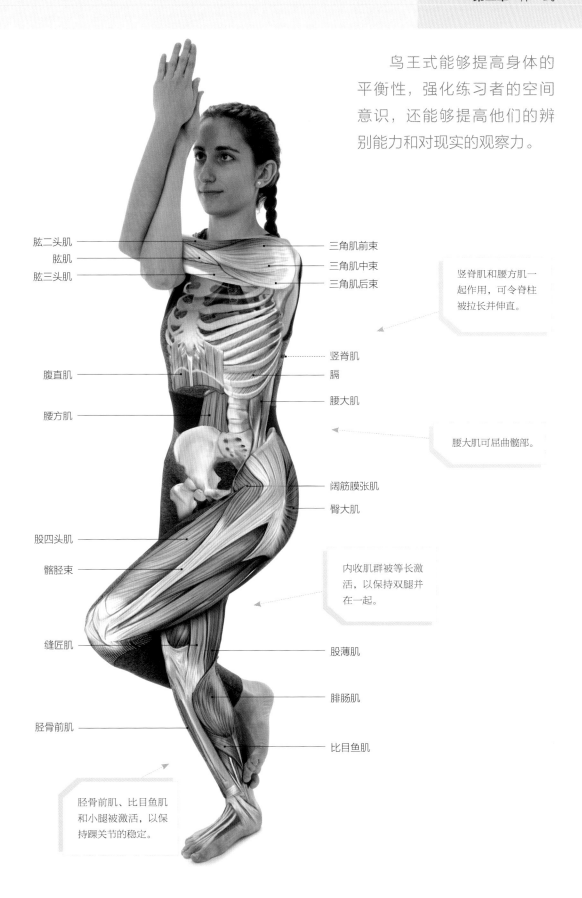

鸟王式能够提高身体的平衡性，强化练习者的空间意识，还能够提高他们的辨别能力和对现实的观察力。

肱二头肌
肱肌
肱三头肌

三角肌前束
三角肌中束
三角肌后束

竖脊肌和腰方肌一起作用，可令脊柱被拉长并伸直。

腹直肌

竖脊肌
膈
腰大肌

腰方肌

腰大肌可屈曲髋部。

阔筋膜张肌
臀大肌

股四头肌
髂胫束

内收肌群被等长激活，以保持双腿并在一起。

缝匠肌

股薄肌

腓肠肌

胫骨前肌

比目鱼肌

胫骨前肌、比目鱼肌和小腿被激活，以保持踝关节的稳定。

门闩式（Parighasana）

Parigha 指的是用于把门锁上的门闩的横杆。在这个体式中，身体摆出了一个看起来像是门闩的造型。

分类

侧屈体式、不对称体式、跪姿体式。

技术动作

左膝放在地板上。右腿向一侧伸展，右脚支撑于地面并朝向前方。保持左大腿与地面垂直。吸气的同时向右侧打开右臂并伸向右腿，左臂则随着躯干向右侧倾斜而向右侧伸展开。躯干不能向前倾，应保持腿部、躯干、手臂位于同一个平面中。保持这个姿势几秒，然后释放。

变体

一只手撑在地面上形成侧屈的变体，沿着躯干自然地伸展手臂。

相关体式

风吹树式是一个双脚并拢的侧屈体式。做这个体式时，尽量把双臂向上伸展，骨盆向后旋转，脊柱向一侧屈曲，让身体形成一个轻微的弧度。也可以跪在地板上用一只手臂支撑身体的一侧来练习这个体式。

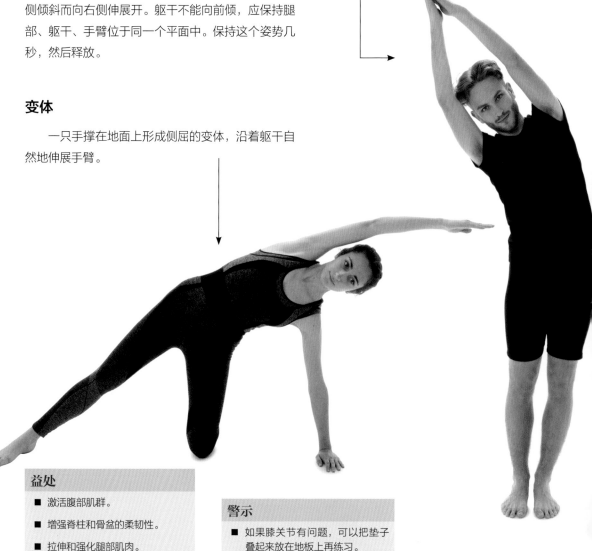

益处

- 激活腹部肌群。
- 增强脊柱和骨盆的柔韧性。
- 拉伸和强化腿部肌肉。
- 激活脊神经。

警示

- 如果膝关节有问题，可以把垫子叠起来放在地板上再练习。
- 有下背部损伤问题的人慎做。

门闩式存在多个变化，
练习这个体式也可以提高我
们适应生活中的各种变化的
能力。

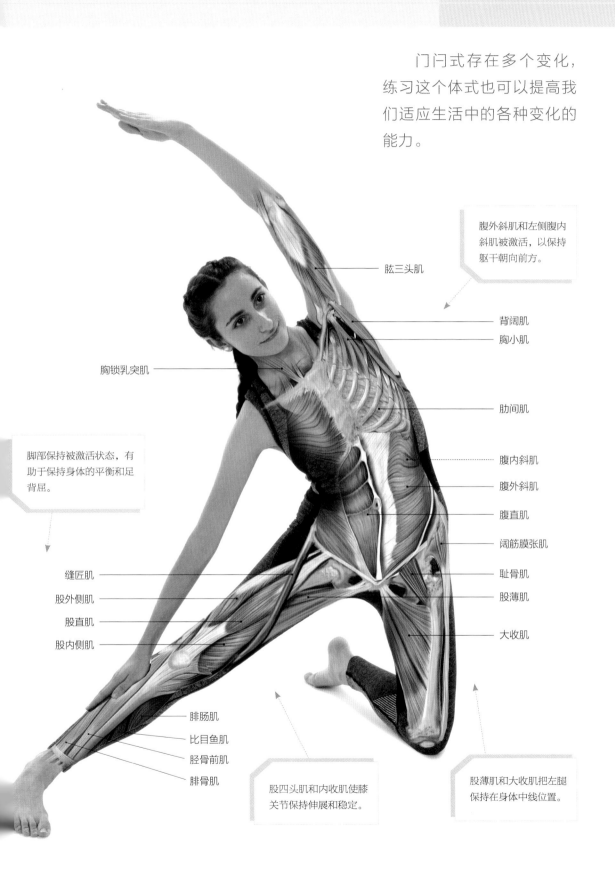

腹外斜肌和左侧腹内
斜肌被激活，以保持
躯干朝向前方。

肱三头肌

背阔肌

胸小肌

胸锁乳突肌

肋间肌

腹内斜肌

腹外斜肌

腹直肌

阔筋膜张肌

脚部保持被激活状态，有
助于保持身体的平衡和足
背屈。

缝匠肌

股外侧肌

股直肌

股内侧肌

耻骨肌

股薄肌

大收肌

腓肠肌

比目鱼肌

胫骨前肌

腓骨肌

股四头肌和内收肌使膝
关节保持伸展和稳定。

股薄肌和大收肌把左腿
保持在身体中线位置。

三角式（Utthita Trikonasana）

Utthita 的意思是"延伸的"，Trikona 的意思是"三角形"。这是一个形似延伸的三角形的体式。它力求在人的身体、心智和精神 3 个层面上达到和谐状态。

分类

侧屈体式、不对称体式、站姿体式。

技术动作

从山式开始，向两侧分开双腿。在一次呼吸中，把双臂举到肩膀的高度，掌心朝向地面。左脚向内转一点，右脚向外转 90 度。呼气时，向右侧屈曲躯干，把右手放在右脚踝上。转头，看向上举的左手。最终，完全进入体式后，腿、躯干、手臂和头部都应在同一平面内。保持这个体式几秒，然后按照以下步骤放松：首先收紧腿部和髋部的肌肉，然后一点点地抬高身体。也可以通过弯曲右膝的方式来释放体式。在另一边重复这个体式。

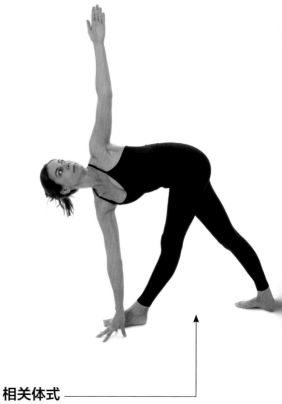

调整

如果身体缺乏柔韧性，可以用一个辅具来启动这个体式；如果感到头晕或有颈部损伤，那么向前看会很有帮助。

相关体式

扭转三角式的意思是"向前看的三角形"，并且是一个和伸展有关的扭转体式。以进入三角式同样的方式开始，两腿分开，转动双脚，双臂交叉，但这次转动身体时，将右手放到左脚踝（或地面）上，把左臂向上伸，且左臂与右臂在一条直线上，并慢慢转动头部看向左手。做这个体式需要力量和柔韧性。

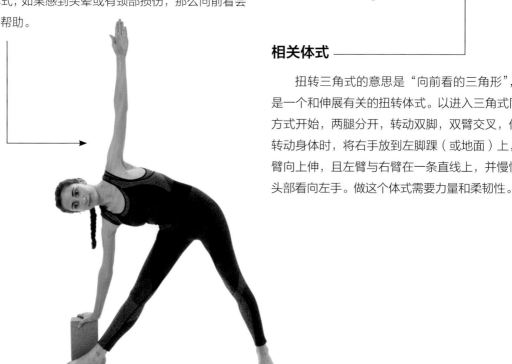

三角式实现了人的 3 个层面之间的平衡与和谐：身体层面、心智层面和精神层面。

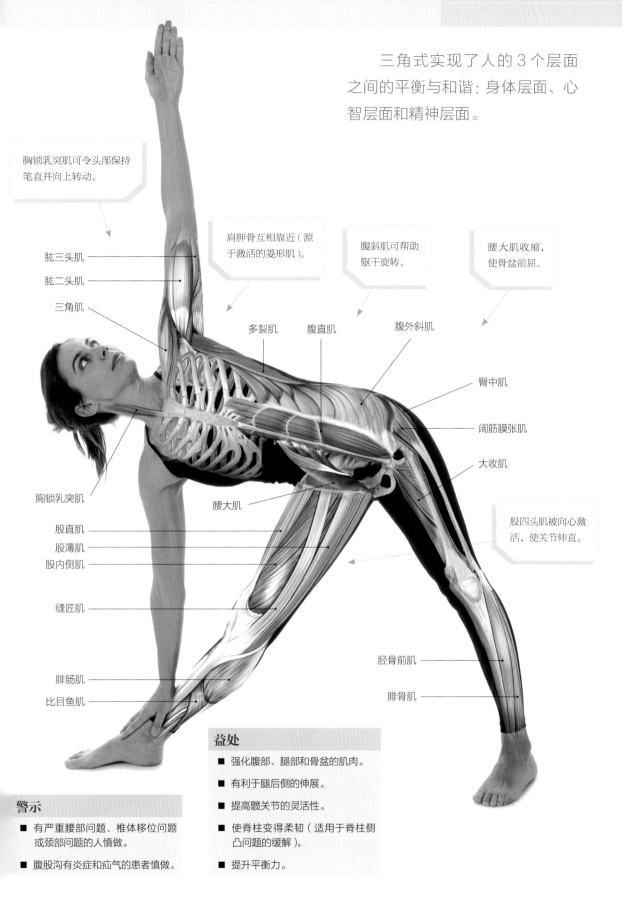

胸锁乳突肌可令头部保持笔直并向上转动。

肱三头肌

肱二头肌

三角肌

肩胛骨互相靠近（源于激活的菱形肌）。

腹斜肌可帮助躯干旋转。

腰大肌收缩，使骨盆前屈。

多裂肌

腹直肌

腹外斜肌

臀中肌

阔筋膜张肌

大收肌

胸锁乳突肌

腰大肌

股直肌

股薄肌

股内侧肌

缝匠肌

股四头肌被向心激活，使关节伸直。

腓肠肌

比目鱼肌

胫骨前肌

腓骨肌

益处

- 强化腹部、腿部和骨盆的肌肉。
- 有利于腿后侧的伸展。
- 提高髋关节的灵活性。
- 使脊柱变得柔韧（适用于脊柱侧凸问题的缓解）。
- 提升平衡力。

警示

- 有严重腰部问题、椎体移位问题或颈部问题的人慎做。
- 腹股沟有炎症和疝气的患者慎做。

侧角式（Utthita Parsva Konasana）

Parsva 的意思是"边"，Kona 的意思是"角"。这个体式是横向角度的伸展姿势。

分类

侧屈体式、不对称体式、站姿体式。

技术动作

从山式开始，分开双腿，右脚向外转 90 度，左脚向内转 45 度。向两侧伸展双臂。弯曲右膝成直角，并且右膝与右脚踝对齐。躯干向地面倾斜，直至把右手放到右脚旁边的地面上。伸展左臂至与地面平行，右手掌保持推压地面，慢慢地转头向上看。出体式时，先把两手放在地面上，再一点一点地站起来。在另一边重复这个体式。

调整

如果不能把手放在地面上，或者背部疼痛，可以把一块软木瑜伽砖放在右脚内侧来垫高右手掌放的位置。左臂可以向上伸展，也可以与身体平行。

相关体式

扭转的侧角式是一个和侧角式相关的扭转体式。这是一个侧角扭转的姿势。它的身体姿势与侧角式相似，但需旋转躯干，并把右手支撑在左脚旁边的地面上。

这个扭转侧角式的变体是一个扭转体式、不对称体式，也是一个跪姿体式，并且双手合十。

益处

- 有张力地伸展身体侧面。
- 加强并拉伸脚部、腿部和躯干的肌肉。
- 增强力量和耐力。
- 刺激腹腔器官。

警示

- 背部有损伤的人可做调整体式。
- 头痛者慎做。

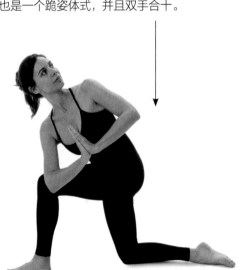

侧角式可提高身体的
稳定性。

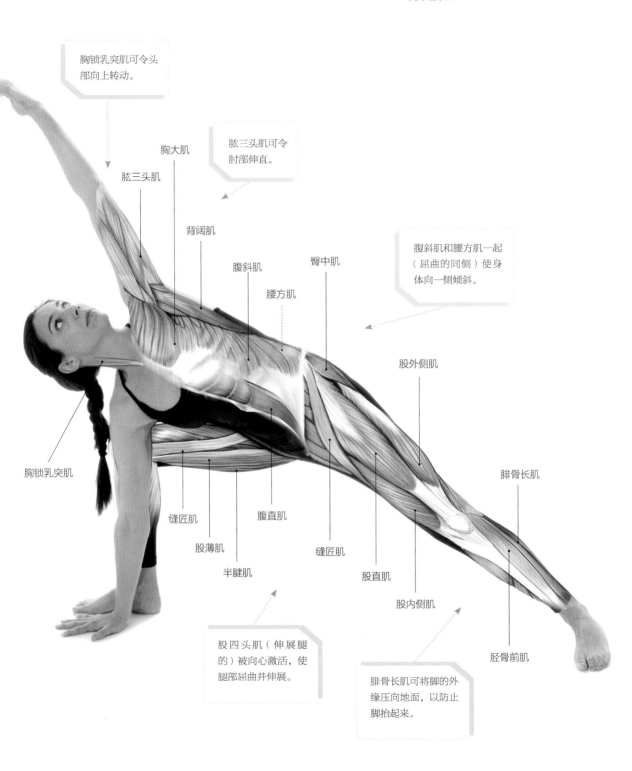

胸锁乳突肌可令头
部向上转动。

胸大肌

肱三头肌可令
肘部伸直。

肱三头肌

背阔肌

腹斜肌

臀中肌

腰方肌

腹斜肌和腰方肌一起
（屈曲的同侧）使身
体向一侧倾斜。

股外侧肌

胸锁乳突肌

缝匠肌

腹直肌

股薄肌

缝匠肌

半腱肌

股直肌

股四头肌（伸展腿
的）被向心激活，使
腿部屈曲并伸展。

股内侧肌

腓骨长肌

胫骨前肌

腓骨长肌可将脚的外
缘压向地面，以防止
脚抬起来。

桥式（Setu-Bandhasana）

Setu 的意思是"桥"；Bandha 的意思是"接近"，也有"形成"的意思。这个体式的形态就像是一座桥梁。

分类

倒立对称体式、延伸胸部的体式。

技术动作

从摊尸式开始，双臂放于身体两侧，掌心朝下。弯曲膝关节，双脚放于地面靠近臀部的位置，与臀部成一直线。收紧并屈曲骨盆底的肌肉，抬高尾骨和骶骨，将整个腰椎和胸部从上到下逐步抬离地面。双手扶住骨盆两侧，胸骨向下巴靠近。在这个体式中保持间歇呼吸。出体式时，在呼气的同时将背部逐步放到地面上。

反向体式

俯卧放松式。

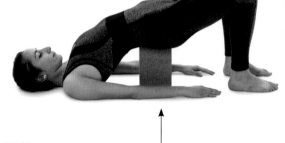

调整

把一块软木瑜伽砖放在身体下面，以避免过分挤压背部。

相关体式

轮式。在这个体式中，身体呈一个弯曲的弧形。从桥式的初始姿势开始。手掌放在肩关节下面，双脚放在地上，并尽可能靠近臀部。开始呼气时抬高躯干，与此同时头部应保持放在地面上。下一次呼气时手和脚下压地面，并抬起躯干，同时反弓后背部，头部离开地面。身体的重心应落在双手和双脚上。这是一个动作强烈的体式，如果你有背部问题、疝气问题，或处在怀孕期间，应避免练习这个体式。

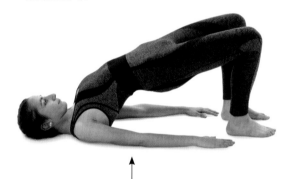

变体

在肩桥式中，将双臂放在地上，掌心朝向地面，手臂在身体两侧伸直。保持大脚趾的根部压向地面。将胸骨往下巴方向抬高，并将臀部抬离地面。我们可以通过吸气时逐步抬高脊柱与骨盆，呼气时慢慢地把背部放到地面上来动态地练习这个体式。

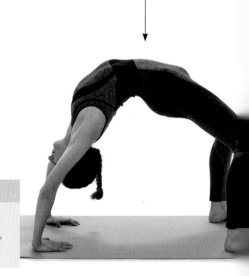

益处

- 强化骨盆底、腰部区域，以及腿部肌群。
- 保持脊柱伸展。
- 为气锁和呼吸练习做准备。

警示

- 有超伸问题的人慎做。
- 有白内障或眼部问题的人慎做。
- 颈部有损伤的人慎做。

这个体式可释放情绪，为我们带来精神力量、能量，以及一种内心平静的感觉。

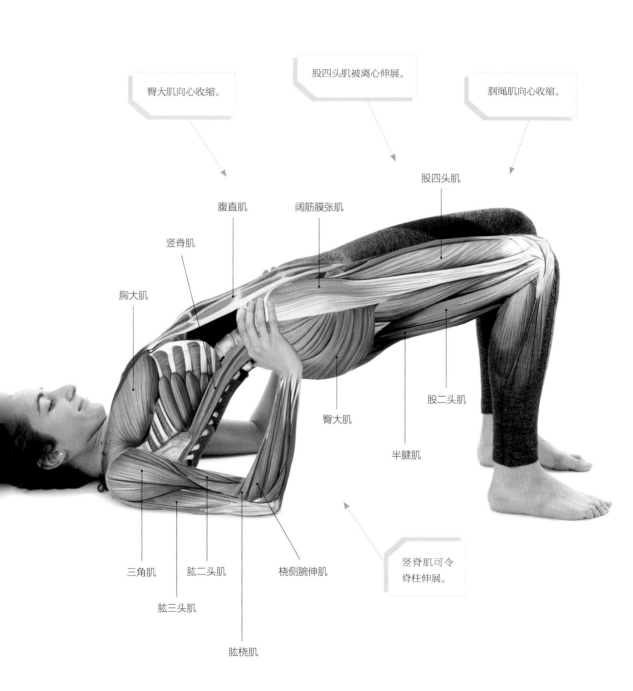

臀大肌向心收缩。

股四头肌被离心伸展。

腘绳肌向心收缩。

股四头肌

腹直肌

阔筋膜张肌

竖脊肌

胸大肌

臀大肌

股二头肌

半腱肌

三角肌

肱二头肌

桡侧腕伸肌

竖脊肌可令脊柱伸展。

肱三头肌

肱桡肌

东方伸展式（Purvottanasana）

Purva 的意思是"东方"，Ut 的意思是"强烈"，Tana 的意思是"伸展"。这个体式可伸展并拉长整个身体后部。它同样也被认为是与太阳有关的体式，因为它一般是面朝着东方练习的。

分类

对称体式、伸展胸部的体式。

技术动作

从直棍式开始，轻轻弯曲膝关节，把脚跟压向地面。呼气时，双手压向地面，收紧骨盆底肌肉，把骨盆和躯干抬起来。脚底应与地面保持最大的接触。整个身体后部应像桌面一样平坦，双臂垂直伸向地面，头部应和躯干对齐，保持体式。出体式时，在呼气的同时弯曲膝关节和肘部，降低臀部坐回地面。

相关体式

四角式是由四肢支撑的像桌子一样的姿势。做这个体式时重要的是保持大腿与髋部在一条直线上并和地面平行，伸展双臂，并保持脚底与地面接触。

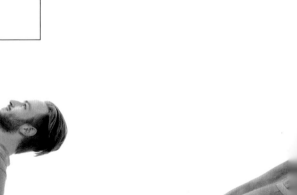

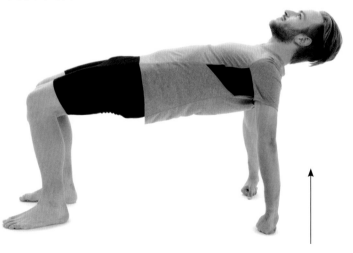

大脚趾在比目鱼肌、腓肠肌和腓骨肌的帮助下压向地面。

在这个变体中，拳头是握紧的，大拇指从拳头中伸出来。如果你手腕有问题或手臂短，建议练习这个体式。

益处

- 强化手腕和脚踝。
- 强化背部肌群。
- 扩展胸腔。
- 刺激循环系统。

警示

- 手腕和手臂有炎症的人慎做。
- 肌肉无力的人慎做。
- 如果有颈部损伤，头部不要向后落下去。

东方伸展式对神经系
统有镇定作用。

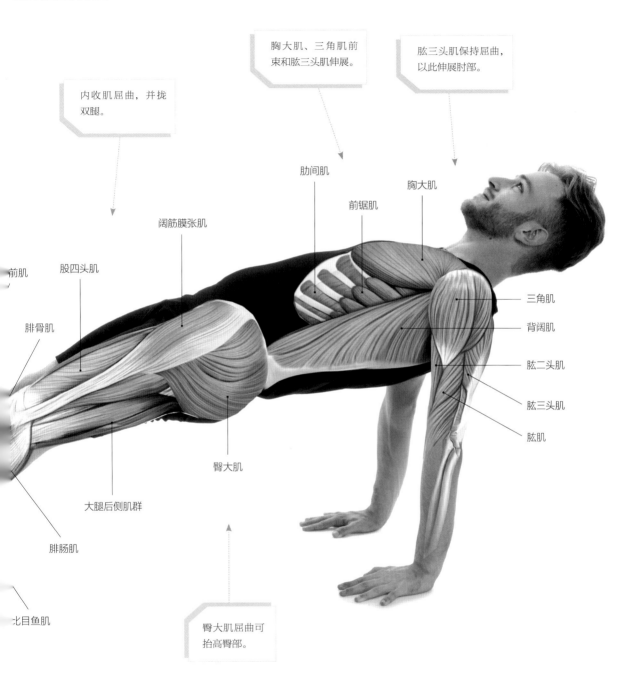

胸大肌、三角肌前
束和肱三头肌伸展。

肱三头肌保持屈曲，
以此伸展肘部。

内收肌屈曲，并拢
双腿。

肋间肌

胸大肌

前锯肌

阔筋膜张肌

前肌

股四头肌

三角肌

背阔肌

肱二头肌

腓骨肌

肱三头肌

肱肌

臀大肌

大腿后侧肌群

腓肠肌

比目鱼肌

臀大肌屈曲可
抬高臀部。

眼镜蛇式（Bhujangasana）

Bhujanga 的意思是"蛇"。这个体式被称为"眼镜蛇式"，是因为在做这个体式时，身体会像蛇一样从地面抬起来。

分类

俯卧的胸椎伸展体式。

技术动作

从俯卧放松式开始，双腿并拢，伸展双脚。把双手放在肩关节下面。吸气时先抬起头部，然后抬起胸腔，让椎骨逐节抬起来。一开始只使用背部的力量，然后慢慢地通过把双手压向地面用力推手臂来加强身体的伸展。收紧臀部和大腿。肩膀应保持向后向下，这样可以扩展胸部。耻骨应与地面保持接触。脊柱应均匀伸展，确保不会造成任何明显的腰椎前凸问题。

反向体式

婴儿式。

变体

在人面狮身式中，肘部、前臂和手掌都放在地板上，所以这是一个柔和一些的变体。视线在水平位置。

相关体式

上犬式是一个与狗的姿势相似的体式。练习这个体式时，从俯卧放松式开始，双脚分开，两手掌放在腰部两侧。吸气时，依次抬起头部、骨盆和膝盖。应保持臀部收紧，以使身体的重心落在手掌和脚趾上。这是一个高级体式。

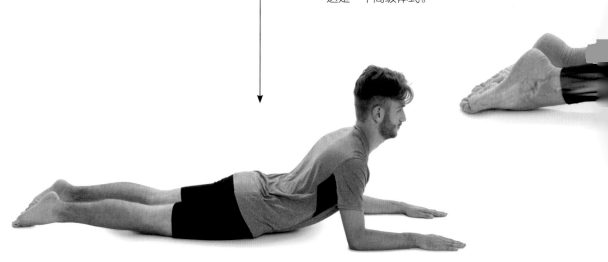

益处

- 激活并放松脊柱，伸展背部和腿部肌群。
- 扩展胸廓。
- 强化消化器官和肾脏的功能。

警示

- 如果有脊柱问题（如坐骨神经痛、疝气），需小心练习。
- 腹部疝气和有炎症的人慎做。
- 患心绞痛的人慎做。

眼镜蛇式可增强我们的自信心，并使我们获得活力和力量。

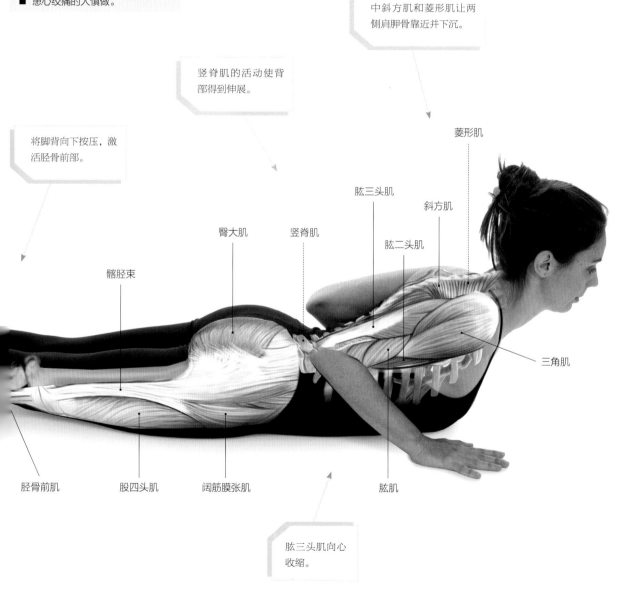

将脚背向下按压，激活胫骨前部。

竖脊肌的活动使背部得到伸展。

中斜方肌和菱形肌让两侧肩胛骨靠近并下沉。

菱形肌

肱三头肌

斜方肌

臀大肌

竖脊肌

肱二头肌

髂胫束

三角肌

胫骨前肌

股四头肌

阔筋膜张肌

肱肌

肱三头肌向心收缩。

鱼式（Matsyasana）

Matsya 的意思是"鱼"。这个体式体现了生命活动的连续性。

分类

伸展胸部的体式、对称体式、仰卧体式。

技术动作

从莲花式开始（如果你很难从莲花式开始做这个体式，可以把双腿伸直来做）。躺在地上，保持头部在地上，用前臂支撑身体，把背部反弓起来，并把胸部和颈部抬高。双手伸向对侧脚的方向并抓住对侧脚。每次呼吸时，都尽量扩展胸腔。出体式时，用肘部支撑身体，小心地把头部降低到地上，然后仰卧休息，回到初始姿势，释放莲花动作。

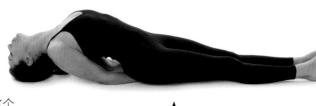

变体

伸展双腿，把重心放在双肘和臀部上。

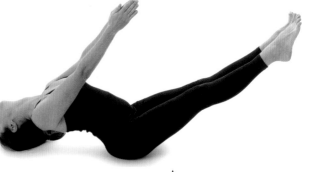

相关体式

强烈伸展式是一个把手臂和双腿抬高的高级体式。从鱼式开始，将脊柱反弓，伸直双腿和双臂，与地面构成 45 度角，两手掌心相接触。

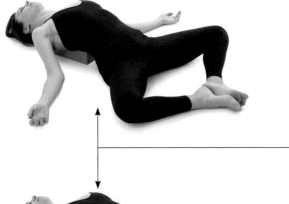

调整

有背部问题的人可以用折叠好的毯子或软木瑜伽砖来练习这个体式。双臂放于身体两侧，放松。双腿可以保持弯曲（呈束角式）或伸直。

益处

- 强化颈部、肩部和背部肌群。
- 扩展胸部，改善肺通气功能。
- 彻底伸展腹部肌群。

警示

- 颈椎有问题的人慎做。
- 膝关节、肩部以及髋部有问题或损伤的人慎做。
- 如果有高血压或甲状腺机能亢进问题，可以在头部下面垫一个垫子再做。
- 有溃疡、疝气、晕眩问题的人慎做。

鱼式可让我们感受到身体的放松和内心的平静。

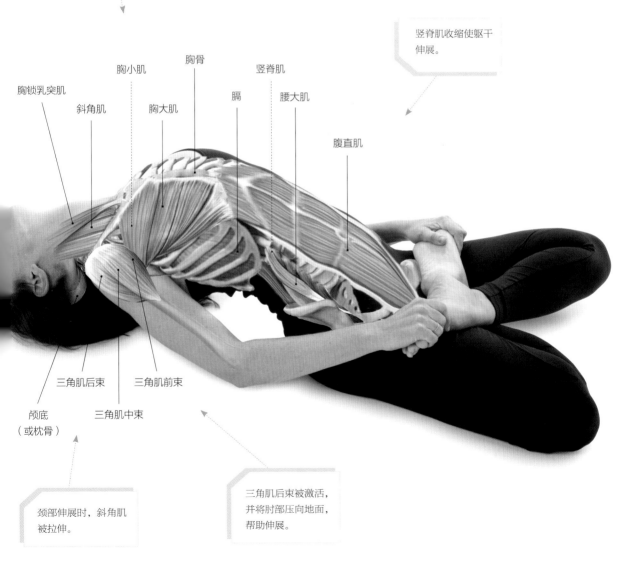

胸部随着躯干和手臂的伸展而伸展。

竖脊肌收缩使躯干伸展。

胸锁乳突肌

斜角肌

胸小肌

胸大肌

胸骨

膈

竖脊肌

腰大肌

腹直肌

三角肌后束

三角肌前束

三角肌中束

颅底（或枕骨）

颈部伸展时，斜角肌被拉伸。

三角肌后束被激活，并将肘部压向地面，帮助伸展。

加强侧伸展式（Parsvottanasana）

Parsva 的意思是"侧面"，Ut 的意思是"强烈"，Tan 的意思是"伸展"。这是一个强烈伸展整个身体侧面和后部的体式。双手在背部合十的手势，可帮助打开胸部和肩部。

分类

半倒立体式、对称体式、从腰部向双脚屈曲的体式。

技术动作

从山式开始，双腿相距约 1 米，躯干向前弯曲90 度。手掌放到背后肩胛骨中间的位置，并向外打开肘部。吸气时，向上延伸脊柱，收紧骨盆底。呼气时，以挺直的脊柱让上身向伸展的腿部倾斜，保持这个姿势。

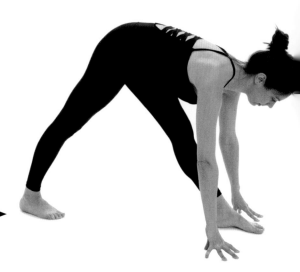

变体

侧向站立前屈式。保持后腿稍微弯曲，把伸展的手臂放到地上。

调整

如果无法在背后合掌，可以把双手放在对侧手肘上。

如果背部疼痛或无力，或是腿部缺乏柔韧性，可以把双手支撑在软木瑜伽砖或椅子上。

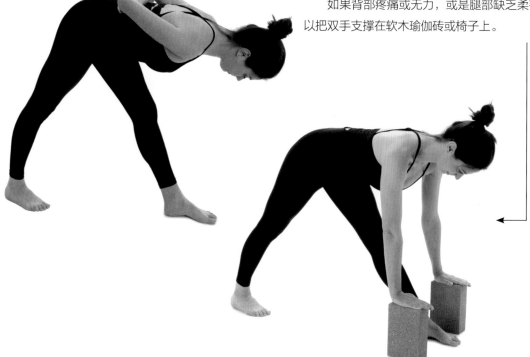

益处

■ 极大地伸展背部、臀部和双腿后侧肌群。

■ 强化腿部、脚部以及与站立有关的肌群。

警示

■ 受伤或有背部问题（比如坐骨神经痛、疝气、椎间盘问题）的人慎做。

■ 血压有问题的人慎做。

加强侧伸展式能够提高身体的平衡性和抵抗力，增强自信心。

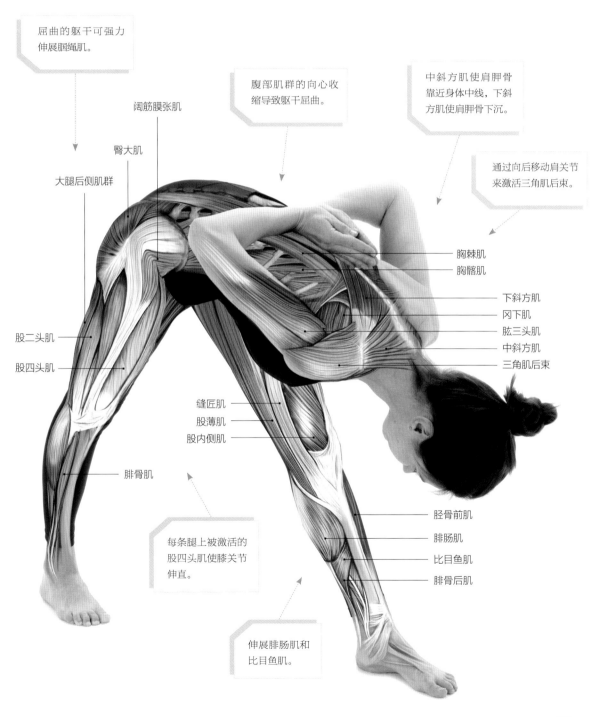

屈曲的躯干可强力伸展腘绳肌。

腹部肌群的向心收缩导致躯干屈曲。

中斜方肌使肩胛骨靠近身体中线，下斜方肌使肩胛骨下沉。

通过向后移动肩关节来激活三角肌后束。

阔筋膜张肌

臀大肌

大腿后侧肌群

股二头肌

股四头肌

缝匠肌

股薄肌

股内侧肌

腓骨肌

胸棘肌

胸髂肌

下斜方肌

冈下肌

肱三头肌

中斜方肌

三角肌后束

胫骨前肌

腓肠肌

比目鱼肌

腓骨后肌

每条腿上被激活的股四头肌使膝关节伸直。

伸展腓肠肌和比目鱼肌。

西方伸展式（Paschimottanasana）

Paschima 的意思是"西方"，指身体后部；而 Ut 的意思是"强烈"；Tan 的意思是"伸展"。这个体式会强力伸展身体后部，它也被称为镊子姿势。

分类

封闭体式、前屈体式、对称体式、坐姿体式。

技术动作

从坐姿开始，双腿弯曲。试着让臀部向后突出，坐在坐骨上面。用大拇指、食指和中指抓住脚部来伸展后背。抬高胸部，肩关节向后向下。慢慢地将双腿向后滑动，使得腹部贴向大腿。继续深入这个体式，直至腹部紧贴大腿并保持。最终我们通过把头部和躯干放到腿上来放松身体。出体式时，再次弯曲膝关节，并慢慢伸直躯干。

调整

在背部僵硬或腿部肌肉紧绷的情况下，可以坐在垫子上或靠垫上，让骨盆向前旋转，躯干随着重心降低来做这个体式。可以用一根绳子来伸展和拉长背部。

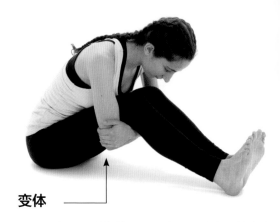

变体

可以用手臂抱住双腿、腹部紧贴大腿的方式来加强练习这个体式。

相关体式

头碰膝前屈伸展式。以直棍式开始。把右脚跟放在会阴旁边，脚底推抵左大腿内侧。每次吸气时，抬高双臂并将其伸向左脚。每次呼气时，更加深入体式。完成一侧的动作后，在另一侧重复。

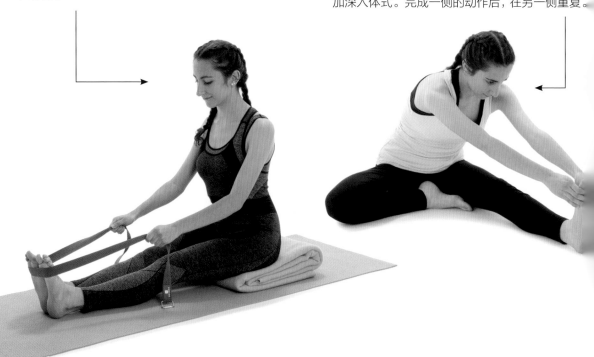

益处

- 伸展并激活背部和腿部肌群。
- 刺激腹部器官，促进消化过程。
- 放松神经系统，降低心率。

警示

- 患严重的或退行性脊柱疾病（如关节炎、腰椎间盘突出、坐骨神经痛）的人慎做。
- 腹部感染的人慎做。
- 妊娠晚期的人慎做。

西方伸展式可使内心平静。

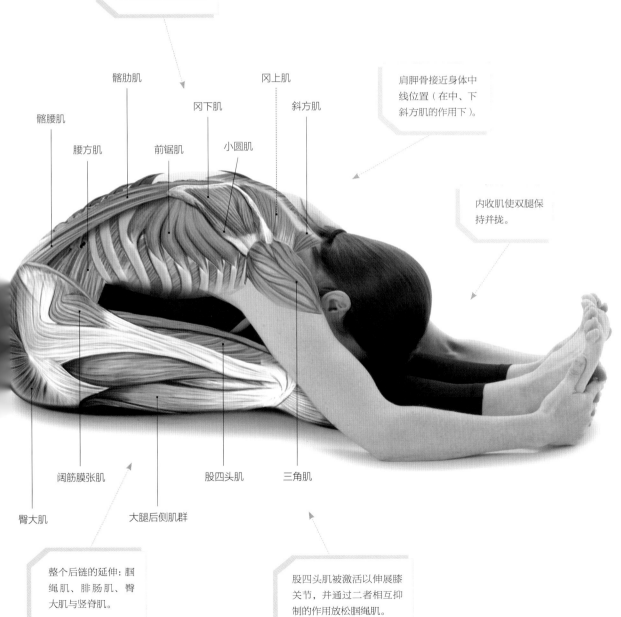

借助冈下肌和小圆肌可轻轻地转动肩关节。

髂肋肌

冈上肌

肩胛骨接近身体中线位置（在中、下斜方肌的作用下）。

冈下肌

斜方肌

髂腰肌

腰方肌

前锯肌

小圆肌

内收肌使双腿保持并拢。

阔筋膜张肌

股四头肌

三角肌

臀大肌

大腿后侧肌群

整个后链的延伸：腘绳肌、腓肠肌、臀大肌与竖脊肌。

股四头肌被激活以伸展膝关节，并通过二者相互抑制的作用放松腘绳肌。

婴儿式（Balasana）

Balasana 也叫作 Pratasana。在婴儿式中身体会回归到胎儿的姿势。

分类

对称封闭体式、坐在脚跟的体式。

技术动作

从双腿并拢、坐在脚跟的姿势开始。双手放在地面上，腹部贴到大腿上，然后前额贴近地面。手臂放于身体两侧，掌心向上。放松手臂和整个背部，闭上眼睛，感受自己的呼吸。出体式时，双手放到膝盖两侧，手臂用力，慢慢地、一点一点地站起来。

调整

两前臂尽量靠拢，双手掌心向上支撑头部。

如果不能把头部放到地面上，可以将它放在一块软木瑜伽砖或两个拳头上。

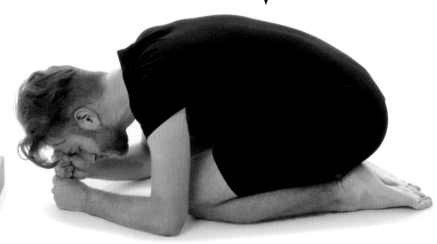

益处

- 伸展并放松背部。
- 刺激消化系统。
- 促进头部器官的血液循环。
- 放松神经系统。

警示

- 腹部有炎症的人慎做。
- 如果有高血压、头痛问题或患了感冒：把头部垫高。
- 孕妇：双腿分开来做这个体式。

这是一个反省的姿态，让我们获得内心的平静。

通过屈曲躯干使臀大肌获得伸展。

背部肌肉被动伸展。

肩关节内旋。

斜方肌
（上、中、下部）

竖脊肌

背阔肌

腰方肌

髋部

臀中肌

臀大肌

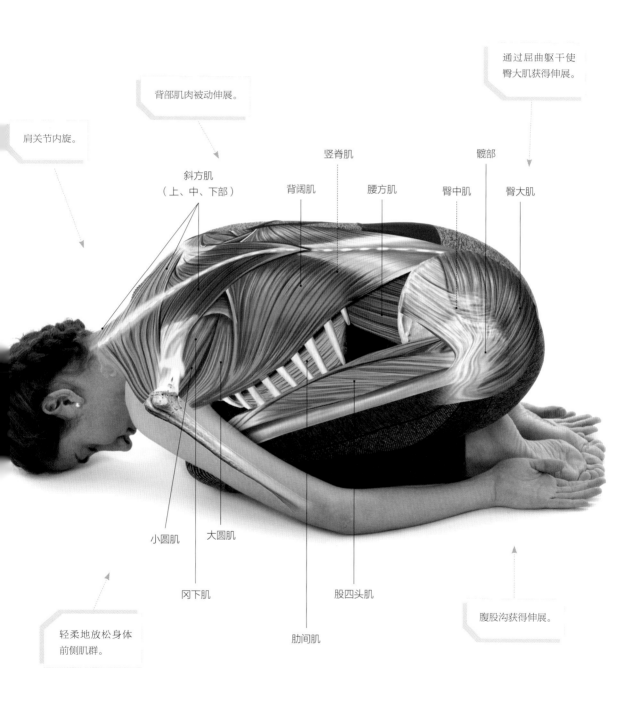

小圆肌

大圆肌

冈下肌

股四头肌

肋间肌

轻柔地放松身体前侧肌群。

腹股沟获得伸展。

龟式（Kurmasana）

Kurma 的意思是"乌龟"。这是一个以化身为龟的毗湿奴神的形象为灵感而命名的体式。

分类

封闭体式、对称体式、坐姿体式。

技术动作

从直棍式开始，分开双腿，弯曲膝关节，同时将双脚向躯干方向移动。将双手放在两侧的膝盖上，在向上抬高胸部的同时伸展脊柱。身体前倾，把每只手连同手臂放在同侧的膝盖上。如果肩部、脊柱和臀部有足够的灵活性，可以将手臂穿过膝盖下方放到地面上，掌心向下。逐渐向前倾斜躯干，首先把前额、然后把下巴放到地上支撑躯干，最终把胸部放到地上。在每次呼吸中加强体式。

调整

可以以这个体式作为准备姿势。双腿分开，膝关节弯曲，移动每条腿下面的手臂，每只手抓住同侧的脚跟。

无论是否有软木瑜伽砖，我们都可以调整姿势。脚底并拢，身体向前倾。保持放松。

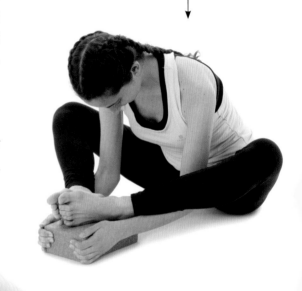

益处

- 伸展并加强背部肌群。
- 提升脊柱的柔韧性。
- 激活腹部器官。
- 使神经系统变得平静。

警示

- 腹部有炎症的人慎做。
- 脊柱有病变（比如坐骨神经痛椎间盘突出）的人慎做。
- 肩关节有问题的人：运用变体。
- 妊娠晚期的人慎做。

龟式可以让我们重新
关注自己的内心，获得内
心的平衡。

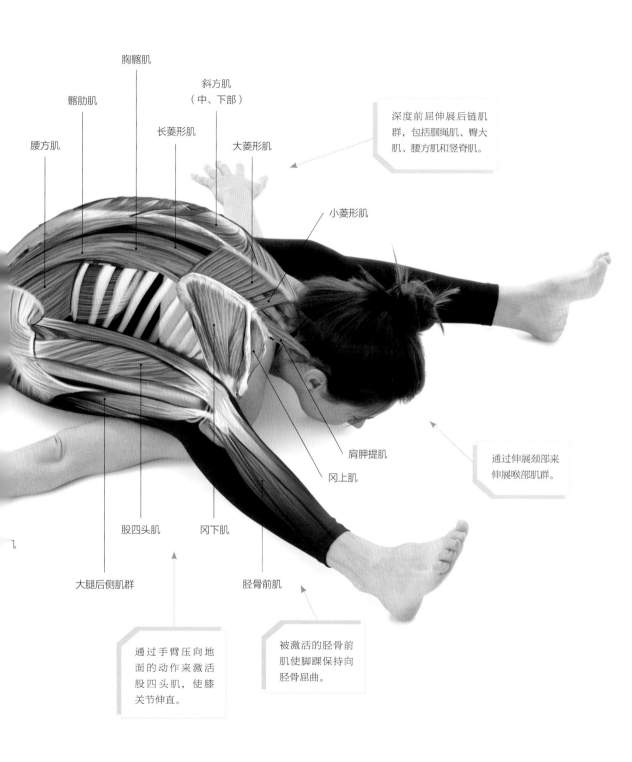

胸髂肌

斜方肌
（中、下部）

髂肋肌

长菱形肌

大菱形肌

腰方肌

小菱形肌

深度前屈伸展后链肌
群，包括腘绳肌、臀大
肌、腰方肌和竖脊肌。

肩胛提肌

冈上肌

通过伸展颈部来
伸展喉部肌群。

股四头肌

冈下肌

大腿后侧肌群

胫骨前肌

通过手臂压向地
面的动作来激活
股四头肌，使膝
关节伸直。

被激活的胫骨前
肌使脚踝保持向
胫骨屈曲。

半鱼王式（Ardha Matsyendrasana）

半鱼王式是一个以鱼王命名的体式。鱼王是传说中哈他瑜伽的创始人，他以鱼的形象出现，监视湿婆，同时教他的妻子帕瓦蒂瑜伽。这是一个中等强度的腰部扭转体式。

分类

扭转体式 、不对称体式、坐姿体式。

技术动作

从直棍式开始。弯曲左膝，把左脚跟抬高到与右侧臀部同样的高度。弯曲右膝，把右脚底放在地上，右脚踝外侧接触左膝。用双手抱住右膝，脊柱尽可能挺直。向右旋转身体，把左手肘放在右大腿外侧。吸气时，由下向上扭转身体。头部保持向右旋转，右手放在后背，左手放在右腿弯曲的空间里。如果可以的话，双手在背后十指相扣。背部应垂直放松，两侧肩部位于同一高度，两个坐骨接触地面。出体式时，释放并还原双臂和双腿。在另一侧重复这套动作。

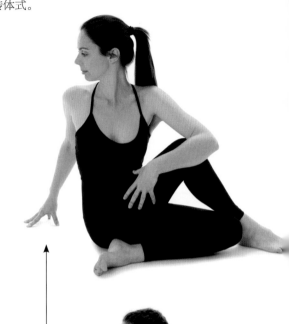

变体

这是一个更简单的变体，右手在背部后面支撑地面，同时左手撑住右边大腿。

通过移动左臂，将左臂压向地面来使右臂压向左腿，以此推动躯干扭转。

左腿弯曲并平放在地面上。伸展脊柱并向右旋转，左手伸向右侧膝关节。这种变化使脊柱更容易以更自然的方式伸展。

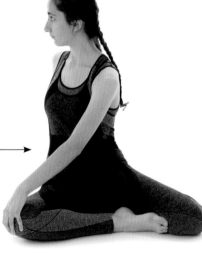

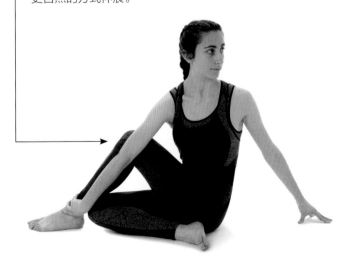

半鱼王式能平衡左脉和右脉。此外，它还刺激了脐轮、喉轮和眉心轮。

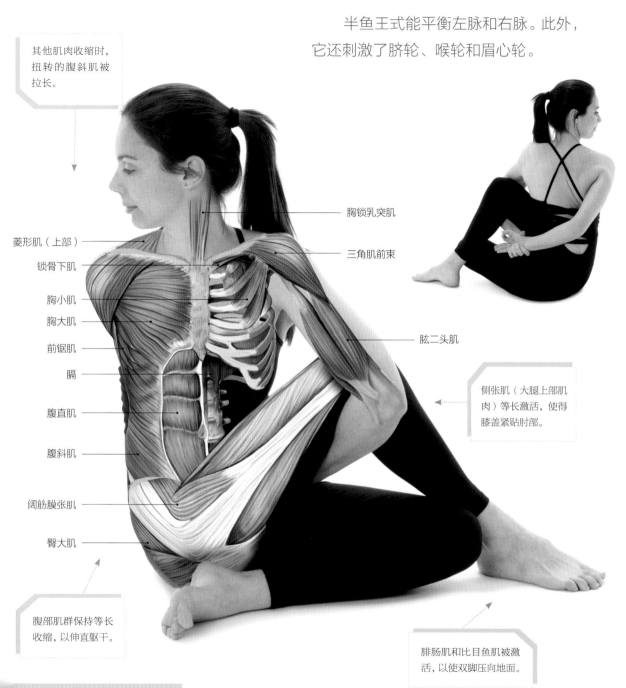

其他肌肉收缩时，扭转的腹斜肌被拉长。

胸锁乳突肌

菱形肌（上部）

锁骨下肌

胸小肌

三角肌前束

胸大肌

前锯肌

膈

肱二头肌

腹直肌

腹斜肌

侧张肌（大腿上部肌肉）等长激活，使得膝盖紧贴肘部。

阔筋膜张肌

臀大肌

腹部肌群保持等长收缩，以伸直躯干。

腓肠肌和比目鱼肌被激活，以使双脚压向地面。

益处

- 收紧背部和髋部肌群，加强肩关节。
- 按摩并调理消化器官，改善它们的功能。
- 缓解背痛，建议有腰痛型脊柱侧弯的人多多练习。
- 刺激并强化神经系统。

警示

- 有椎间盘突出问题的人慎做。
- 有消化性溃疡、腹股沟疝气的人慎做。
- 膝关节有问题：运用相应的变体。

腹部扭转式（Jatara Parivartanasana）

Jatara 的意思是"胃"或"腹部"，Parivartana 的意思是"旋转"或"滚动"。脊柱在这个体式中呈螺旋状扭转。

分类

扭转体式、不对称体式、仰卧体式。

技术动作

从摊尸式开始，双臂打开，与肩部平齐，掌心向上（有些课程要求掌心向下）。弯曲双腿，双脚放在地上。稍稍抬起骨盆，并把骨盆推向左侧。双腿同时抬起直至与地面垂直，然后让它们慢慢往身体右边对角线方向放下来，双脚靠近右手。腹部和胸部往另一边移动，肩胛骨和肩部保持与地面的接触。保持这个体式一会儿，做腹式呼吸。出体式时，稍微弯曲双腿，并将其垂直向上举起。在另一侧重复动作。

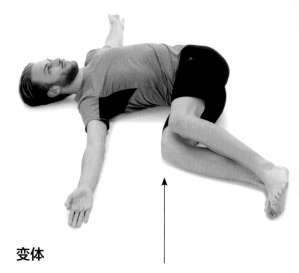

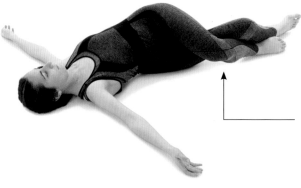

变体

用弯曲的双腿扭转髋部。可以用膝盖靠近或远离胸部的方式来练习这个体式。这将以不同的方式影响臀部、髋部、胸部区域的关节。把膝盖靠近胸部，会让胸部扭转的幅度更大，缓解髋部和胸部的紧张。

将一侧的膝盖交叉放在另一侧膝盖上，然后均衡地转动身体下部，直至膝盖靠近地面。这个体式可令你放松身心。

调整

伸展腿部可加深体式；也可以用垫子或靠垫来调整体式，运用这些辅具同样可以进一步加深体式。

益处

- 可改善脊柱压力不均衡的现象。
- 可刺激消化过程。
- 可提高呼吸能力。
- 可放松神经系统。

警示

- 有严重背痛、坐骨神经痛或椎间盘突出问题的人慎做。

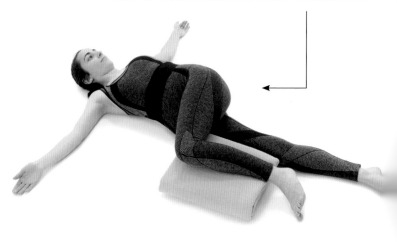

腹部扭转式能够让人
们获得内心的平静。

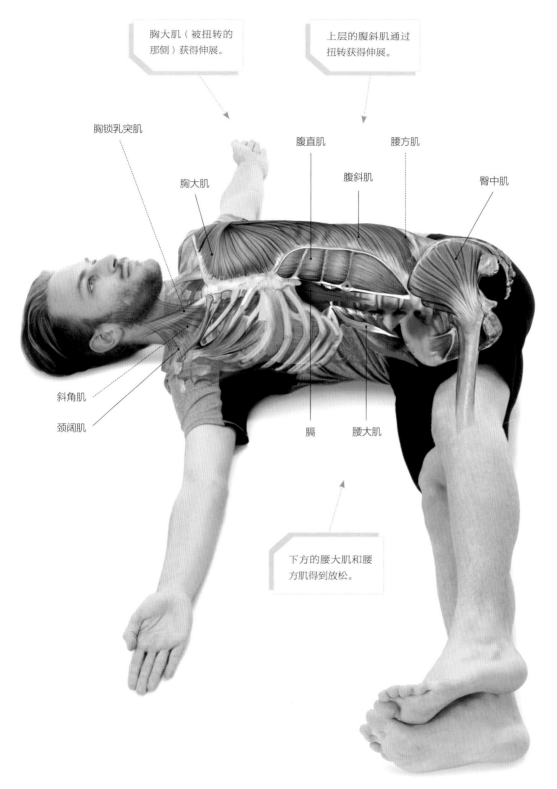

胸大肌（被扭转的
那侧）获得伸展。

上层的腹斜肌通过
扭转获得伸展。

胸锁乳突肌

胸大肌

腹直肌

腰方肌

腹斜肌

臀中肌

斜角肌

颈阔肌

膈

腰大肌

下方的腰大肌和腰
方肌得到放松。

双脚伸展式（Prasarita Padottanasana）

Prasarita 的意思是"扩展"或"伸展"，Pada 的意思是"脚"或"腿"。这个体式能够使双手和双脚接触地面，伸展并加强这些身体部位。

分类

半倒立体式、对称体式、从腰部向脚部屈曲的体式。

技术动作

从山式开始，双腿分开并弯曲。呼气时，把双手放在臀部，身体前倾，直到背部与地面平行。向前弯腰可以打开髋关节。接下来，把手掌放在两脚之间的地上，与肩同宽。保持手指张开，十指指向前方。如果你有足够的灵活性，可弯曲肘部，并试着把头顶放在地面上。脚部、手部和头部应在一条直线上。保持这个体式几次呼吸的时间，然后从这个体式中释放出来。

变体

身体继续向前弯曲，直至可以用双手的大拇指和食指抓住大脚趾。

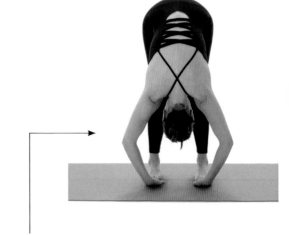

相关体式

抓大脚趾式。这是另外一个和脚部有关联的屈曲体式。从山式开始，向上抬高手臂的同时伸展全身。呼气时向前屈曲。这个体式有助于放松颈部和颈椎的后部。

调整

如果腘绳肌紧张或背部僵硬紧绷，可以试着用软木瑜伽砖来辅助，这样就可以继续做下去。

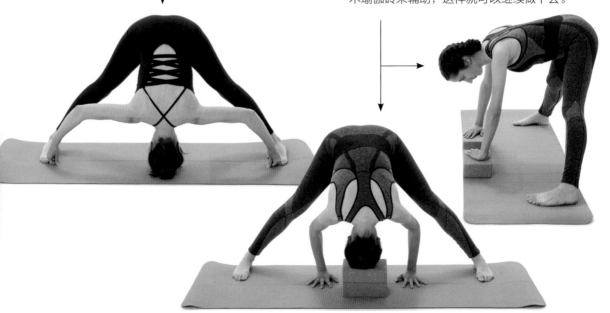

益处

- 可拉伸整个背部。

- 通过伸展后侧肌群，改善脊柱前凸与后凸的问题。

- 增加头部血液循环量，有助于提高专注力与高强度脑力工作的效率，还可对抗压力和抑郁。

- 促进静脉血回流，使肌肉和内脏的血液流动正常化。

警示

- 有坐骨神经痛、椎间盘突出问题的人慎做。如果有腰部区域的椎间盘问题，练习时可稍稍弯曲双腿。

- 患高血压的人慎做。

- 白内障或眼压有问题的人慎做。

双脚伸展式让我们认识到我们的上半身和地面的距离并不遥远。这个体式可让我们头脑清晰、内心平衡。

脊柱、腘绳肌、臀大肌、比目鱼肌、腓肠肌和竖脊肌都被彻底拉伸。

股四头肌被激活，以伸展膝关节。

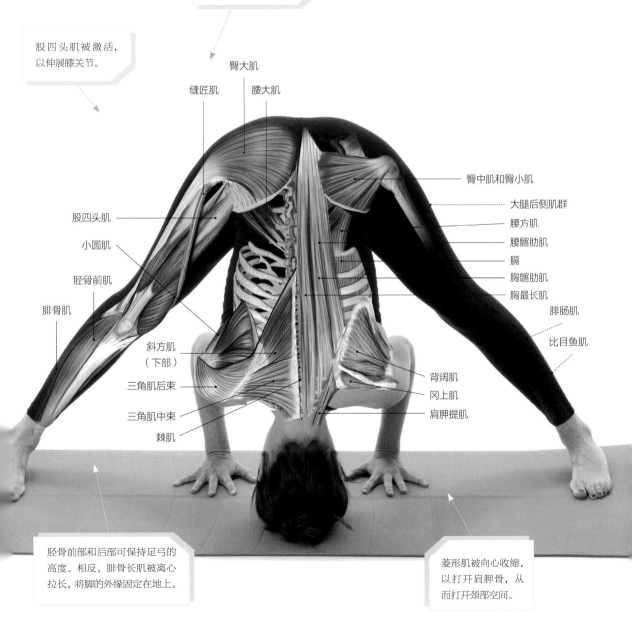

臀大肌

缝匠肌　　腰大肌

臀中肌和臀小肌

大腿后侧肌群

腰方肌

股四头肌

腰髂肋肌

小圆肌

膈

胫骨前肌

胸髂肋肌

胸最长肌

腓骨肌

腓肠肌

比目鱼肌

斜方肌（下部）

背阔肌

三角肌后束

冈上肌

三角肌中束

肩胛提肌

棘肌

胫骨前部和后部可保持足弓的高度。相反，腓骨长肌被离心拉长，将脚的外缘固定在地上。

菱形肌被向心收缩，以打开肩胛骨，从而打开颈部空间。

兔子式（Sasangasana）

Sasaka 的意思是"兔子"。这个体式会让人想起兔子或兔子的圆脊柱的样子。

分类

半倒立体式、对称体式、从躯干向膝关节屈曲的体式。

技术动作

从金刚坐的姿势开始，在脚跟上坐好。向前弯曲身体，直至腹部碰到大腿，前额接触地面。两手臂放在身体两侧，并且抓住同侧的脚跟。吸气时抬起骨盆，并同时把头部往身体方向滑动，下巴内收，直到把头顶放到地上。身体的重心应落在手和脚跟上。要紧紧抓住脚跟。在这个体式下呼吸几次。出体式时，先把骨盆放回脚跟，然后将头部向外滑动，在婴儿式中休息片刻。

反向体式

婴儿式。

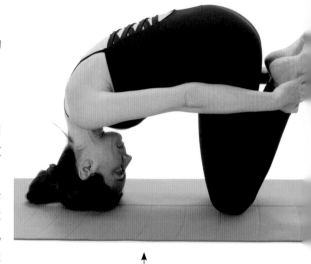

变体

这是一个令人感受强烈的变体。用双手握住脚踝，使身体的重心分布在膝盖和头顶之间。

调整

双手支撑在身体两侧的地上并向前推。在一次呼吸中抬起骨盆，同时降低头部，将其支撑在地上。手和胳膊应同时轻轻向下推地，这样身体的重心就不会落在地上了。

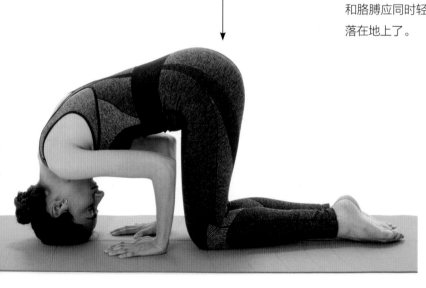

益处

- 伸展脊柱和颈部区域。
- 增加头部的血液循环量，为大脑、颈部、面部血管供氧。
- 消除心理疲劳。
- 刺激免疫系统和内分泌系统。

警示

- 患高血压的人慎做。
- 眼内压有问题的人慎做。
- 头部有感染的人慎做。

兔子式可使我们进入一种
内心平静和放松的状态。它能
够改善精神紊乱的情况。

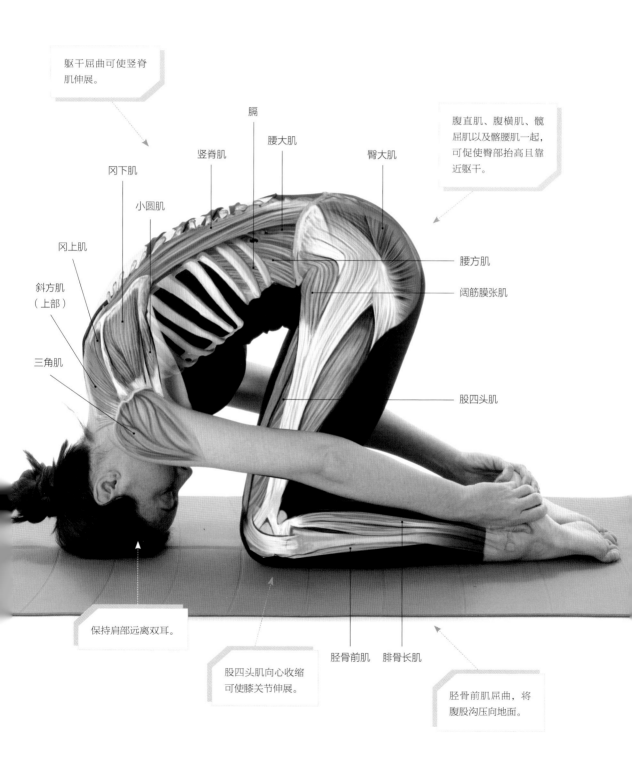

躯干屈曲可使竖脊
肌伸展。

膈

腰大肌

腹直肌、腹横肌、髋
屈肌以及髂腰肌一起，
可促使臀部抬高且靠
近躯干。

竖脊肌

冈下肌

臀大肌

小圆肌

冈上肌

腰方肌

斜方肌
（上部）

阔筋膜张肌

三角肌

股四头肌

保持肩部远离双耳。

股四头肌向心收缩
可使膝关节伸展。

胫骨前肌　腓骨长肌

胫骨前肌屈曲，将
腹股沟压向地面。

肩倒立式（Salamba Sarvangasana）

Salamba 的意思是"支持"，Sarva 的意思是"整个"或"完整"，Anga 的意思是"成员"或"四肢"。这是一个用手臂支撑肩关节的体式，俗称蜡烛式。

分类

倒立体式、对称体式。

技术动作

从摊尸式开始，掌心朝向地面。弯曲膝关节，把大腿抬高到腹部位置。在一次呼吸中，抬高三角肌屈曲肩部，用双手支撑臀部。抬起身体，直至胸骨碰到下巴。在下一次呼吸中，举起双腿，脚趾指向天花板。手臂放到背部中央，双手紧握。腿和躯干需构成一条垂直于地面的直线。只有枕骨、颈部、肩部和手臂与地面接触。此时运用腹部呼吸。这个姿势最多可以保持 10 分钟。出体式时，再次弯曲双腿，把背部慢慢放到地上。

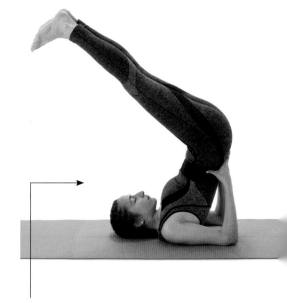

反向体式

鱼王式。

相关体式

倒剪式。在这个体式中，身体由肩胛骨支撑，手臂支撑髋部，不要锁住下巴。

变体

脚底并拢的变体和莲花姿势的变体。

调整

把双脚支撑在墙上，然后进一步深入体式。

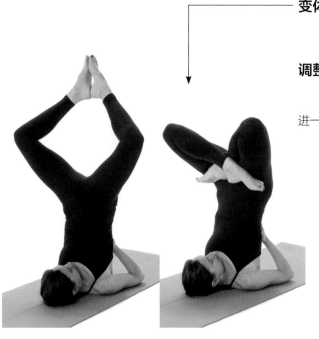

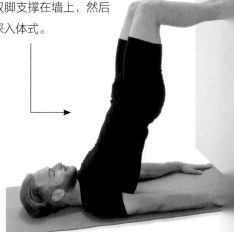

益处

- 改善血液循环，以及腿部和髋部的静脉回流情况，从而缓解静脉曲张与痔疮的症状。
- 刺激消化系统。
- 缓解支气管炎和哮喘症状。
- 平静心智。

警示

- 椎间盘移位的人慎做。
- 甲状腺有炎症的人慎做。
- 有肝脾或心脏问题的人慎做。
- 头部有感染或患有其他疾病（比如中耳炎、心绞痛、青光眼）的人慎做。
- 经常眩晕的人慎做。

肩倒立式能够使颈部的底部区域积蓄力量。

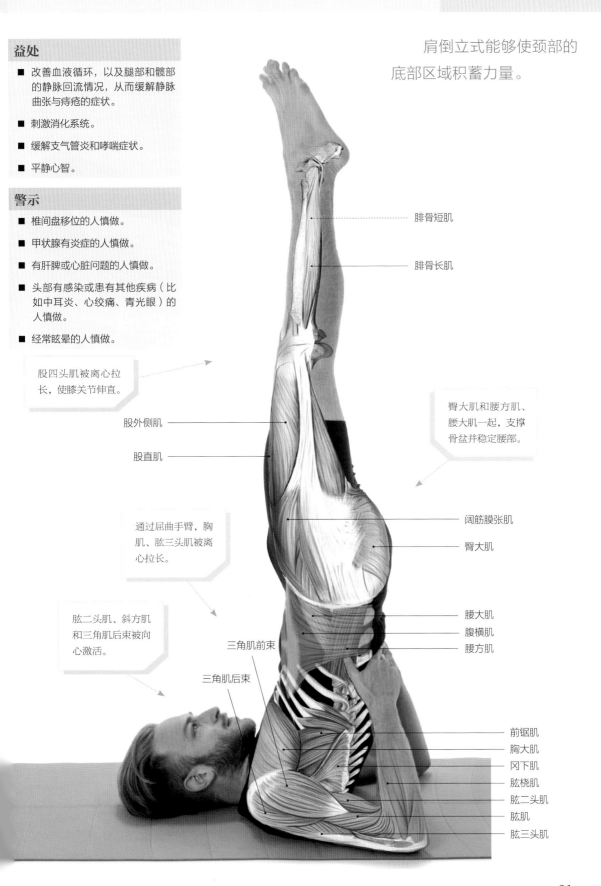

股四头肌被离心拉长，使膝关节伸直。

股外侧肌

股直肌

通过屈曲手臂，胸肌、肱三头肌被离心拉长。

肱二头肌、斜方肌和三角肌后束被向心激活。

三角肌前束

三角肌后束

腓骨短肌

腓骨长肌

臀大肌和腰方肌、腰大肌一起，支撑骨盆并稳定腰部。

阔筋膜张肌

臀大肌

腰大肌

腹横肌

腰方肌

前锯肌

胸大肌

冈下肌

肱桡肌

肱二头肌

肱肌

肱三头肌

-91-

犁式（Halasana）

Hala 的意思是"犁"，这个体式通常是在倒立体式之后做，或结合倒立体式一起做。由于在这个体式中心脏和双腿高于头部，所以该体式也被认为是倒立体式。

分类

倒立体式、对称体式、腰部屈曲体式。

技术动作

从摊尸式开始，手臂沿着身体伸展，掌心向下。伸展颈部，略收下巴。一边呼吸一边向上举起双腿，直到它们与脊柱构成直角。在一次呼吸中，双手下压地面的同时抬起骨盆，沿着躯干的方向移动腿部，最终让脚部落在头部后面的地板上。躯干应与地面垂直，双脚与腿部构成直角。双手交叉。保持这个体式 10 ~ 20 次呼吸的时间。出体式时再次伸展手臂，让双腿往面部靠近，从而使脊椎逐节落下。

如果从摊尸式开始做这个体式，应让双腿同时放低，慢慢伸展，直至脚趾接触到头部后面的地面。

反向体式

鱼王式、婴儿式。

变体

双腿并拢，用中指和食指分别抓住同侧的大脚趾，然后打开双腿。

调整

如果颈部紧张，可以把脚放到凳子上来加深体式。

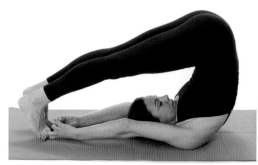

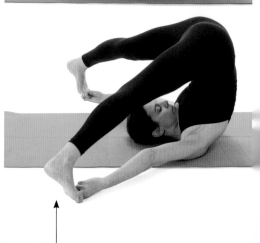

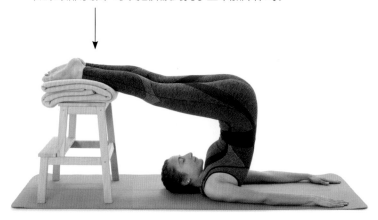

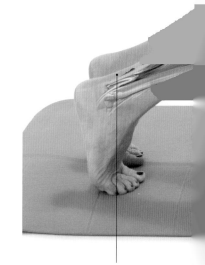

阿基里斯腱

犁式可以安抚心智，让瑜伽练习者为冥想做好准备。

益处

- 刺激甲状腺。
- 提高脊柱的柔韧性。
- 按摩腹部肌群，有助于消化。
- 刺激大脑的活动，并减轻压力。

警示

这个体式在很多情况下会对颈椎造成压力，建议在瑜伽老师的指导下练习，也可以练习这个体式的变体。

- 背部和颈部疼痛的人慎做。
- 患高血压的人慎做。
- 患颈椎病、椎间盘突出、坐骨神经痛的人慎做。
- 患食管裂孔疝的人慎做。
- 妊娠晚期的人慎做。

股四头肌向心收缩，可使膝关节伸展。

腹直肌被激活，将骨盆往躯干方向翻转。

肱三头肌向心收缩，把双臂压向地面。

股二头肌

股四头肌

臀大肌

腓肠肌

比目鱼肌

腹直肌

腹横肌

腰方肌

竖脊肌

肱三头肌

肱二头肌

比目鱼肌、腓肠肌、腘绳肌、臀大肌和竖脊肌被离心拉伸。

三角肌后束

三角肌中束

三角肌前束

肱肌

肱桡肌

头倒立式（Salamba Sirsasana）

Salamba 的意思是"有支持"，Sirsa 的意思是"头部"。这是一个用头部来支撑身体的倒立体式，是最重要的哈他瑜伽体式之一。

分类

倒立体式、对称体式、用手臂支撑的体式、平衡体式。

技术动作

以跪姿开始，两前臂打开，与两膝同宽支撑在地面上，构成一个三角形。十指相扣形成根基。把头顶支撑在地面上，使头部后部与手掌接触。屈曲脚趾，抬高臀部。然后伸展双腿，用前臂和头部发力举起身体——以一种柔和的动力，把腿和脚抬离地面，保持腿部弯曲并往胸部靠近。身体的所有重量都落在手臂上，只留一点在头顶。慢慢地把腿往垂直方向抬起来。保持这个体式 20 ~ 30 次呼吸的时间，然后慢慢地反向释放。可以利用墙角位置来练习，以加深体式。

反向体式

婴儿式、山式。

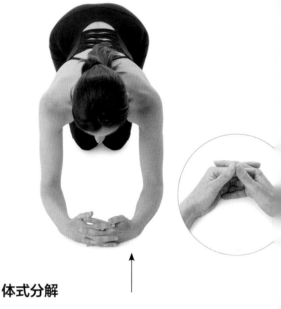

体式分解

前臂和手的起始位置：头部放好，然后把双手调整到正确位置。把身体的重心移到前臂和头部。用前臂下压地板，先抬起一条腿，然后抬起另一条腿。

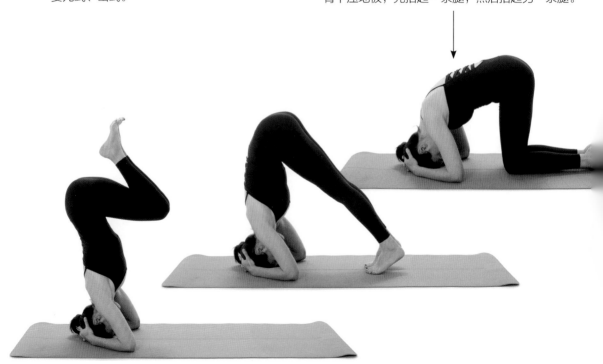

这个体式可令我们头脑冷静，能够增强我们的自尊心和自信心。

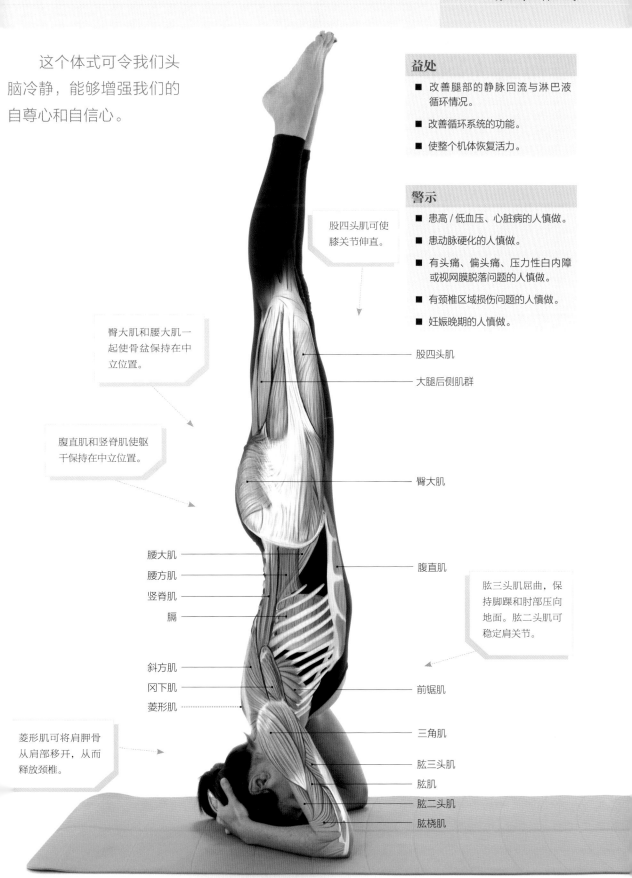

益处

- 改善腿部的静脉回流与淋巴液循环情况。
- 改善循环系统的功能。
- 使整个机体恢复活力。

警示

- 患高 / 低血压、心脏病的人慎做。
- 患动脉硬化的人慎做。
- 有头痛、偏头痛、压力性白内障或视网膜脱落问题的人慎做。
- 有颈椎区域损伤问题的人慎做。
- 妊娠晚期的人慎做。

股四头肌可使膝关节伸直。

臀大肌和腰大肌一起使骨盆保持在中立位置。

腹直肌和竖脊肌使躯干保持在中立位置。

菱形肌可将肩胛骨从肩部移开，从而释放颈椎。

肱三头肌屈曲，保持脚踝和肘部压向地面。肱二头肌可稳定肩关节。

股四头肌
大腿后侧肌群
臀大肌
腹直肌
前锯肌
三角肌
肱三头肌
肱肌
肱二头肌
肱桡肌

腰大肌
腰方肌
竖脊肌
膈

斜方肌
冈下肌
菱形肌

拜日式（Suryanamaskar，el Saludo al Sol）

拜日式是由 12 个体式组成的动态连续动作组合，每个动作都与呼吸同步。这一体式可以单独做，也可以在瑜伽课之前做。

按照传统，拜日式要在黎明时分，也就是太阳刚升起的时候做。这个体式是重复性的，应连续做 12 遍。因为这个体式是热身和让肌肉与关节做好瑜伽练习前的准备的最佳方法，所以可以在一节瑜伽课刚开始时进行。

拜日式有许多不同的变化，这取决于它的连续性和速度。这里选择了最传统的一个，因为这个拜日式序列很容易学，也很容易练。

技术动作

学习拜日式，你只需要记住第一遍的动作，因为这个体式会不断换边、重复。

1. 祈祷式（Pranamasana）

从山式开始。双脚并拢或稍微分开，将身体的重量均匀地分布在脚跟和脚前部之间。收紧双腿，骨盆位于中间位置，既不向后也不向前弯曲，延伸脊柱与胸椎。在一次呼吸中，双手放到胸前合十，大拇指触碰胸骨。深呼吸。

2. 一个举起手臂的体式（Hasta Uttanasana）

吸气时，将双臂向前向上举起，头部跟随举高的手臂抬起。胸骨也会在慢慢向后倾斜脊柱的同时向上提升。臀部和坐骨保持收紧。

3. 站立前屈式（Padahastasana）

在一次呼吸中，放下双臂并向前弯曲躯干。保持背部伸直，降低背部，手掌伸向地面，放在双脚两侧，并与双脚构成一直线，脚趾指向前方。如果你的身体缺乏柔韧性，可以弯曲膝关节。躯干和头部靠近大腿。头部保持放松。

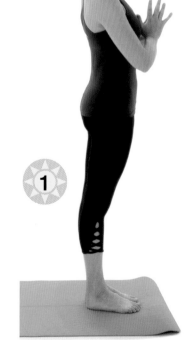

1

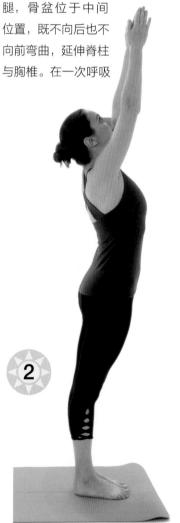

2

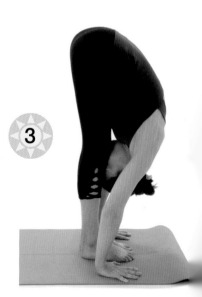

3

益处

- 使整个机体充满活力和力量。
- 活动关节，使背部柔韧。
- 调节消化系统，激活所有消化器官，避免便秘和消化不良。
- 刺激和调节神经系统的功能。
- 持续练习能够使内心恢复平静。
- 可以增强心脏功能，增加血液循环量。
- 这种与呼吸同步的运动可使体内充满氧气，也有利于排毒。

4. 马式（Ashwa Sanchalanasana）

呼吸时弯曲左膝但不要超过脚踝，并向后伸展右腿。右膝和右脚的脚趾放在地上。头部朝前，也有些老师要求头部稍微后移。

5. 桌子式（Chaturanga Dandasana）

呼气时，把左腿向后伸并靠向右腿，使两条腿平行。提升骨盆，不应让其下落。身体从头到脚形成一个斜面。

6. 八肢致敬式（Ashtanganamaskara）

将肺部排空，屏住呼吸，先把膝盖放到地上，然后是胸部，最后是下巴。完全进入体式后，脊柱微微弯曲，骨盆升高。

7. 眼镜蛇式（Bhujangasana）

吸气时，身体向前移动，下巴和胸骨贴地。手掌紧贴地面，同时利用手臂和背部的力量，先抬起头部，然后慢慢抬起胸腔。收紧臀部和大腿，肩部应保持向后向下，扩展胸部。耻骨与地面保持接触，脊柱应均匀伸展，确保不会造成任何明显的腰椎前凸现象。

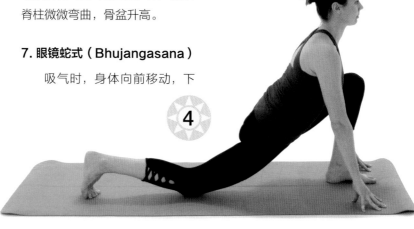

拜日式使我们的身心能够融合在一起。

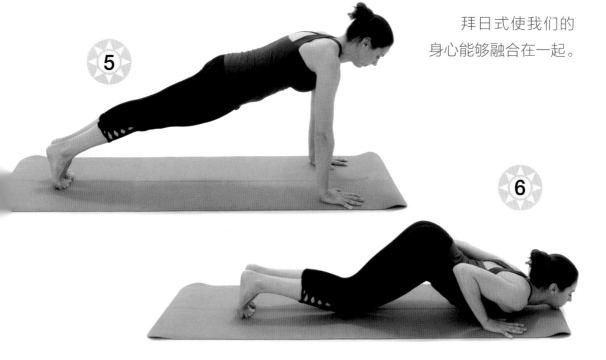

8. 下犬式（也称为顶峰式）（Adho Mukha Svanasana）

呼气时，双手用力压向地面，抬起膝盖和骨盆，然后向后和向上伸展。将重心移到脚底，伸展双腿，将脚跟推向地面。

9. 马式（Ashwa Sanchalanasana）

吸气时弯曲右侧膝关节（或左侧膝关节，但记住在一个序列中始终弯曲同一个膝关节，而下一个序列中始终弯曲另一个膝关节），膝盖不要超过脚踝，并向后伸展左腿。左膝和左脚的脚趾落在地上。头部朝前。

10. 站立前屈式（Padahastasana）

在一次呼吸中，将向前伸的腿收回并放在另一条腿的旁边，然后伸展双腿。手臂放低，躯干向前弯曲。让躯干和头部靠近大腿。头部放松。

11. 站立上举手臂式（Hasta Uttanasana）

吸气时稍微弯曲双腿，把双臂和躯干抬起来。抬起躯干时，应保持躯干伸直，腿部处于激活状态。头部跟随躯干运动，胸骨也随之向上提升，脊柱慢慢向后倾斜，臀部和大腿保持收紧。

12. 祈祷式（Pranamasana）

吸气时回到起始位置，双手经过面部下落到胸前合十，大拇

警示

- 有严重的病变，或慢性腰背痛的人慎做。
- 有疝气的人慎做。
- 腹部有感染的人慎做。
- 有高血压和眼部问题的人慎做。
- 妊娠晚期的人慎做。

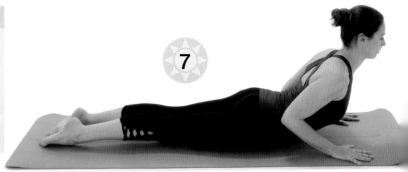

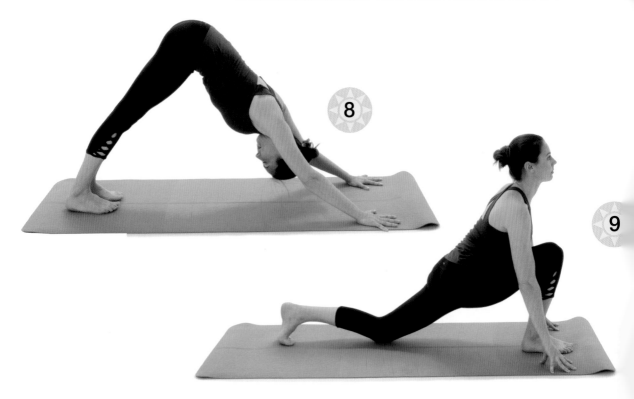

指触碰胸骨。

可以做 2 ～ 12 组练习，做的时候应考虑到在做第四个和第九个体式时，向前移动的腿应与上一组练习中的腿交替。完成所有序列后在山式保持片刻，然后坐在地上或伸展身体来放松。体会拜日式带给我们的益处吧。

调整

可以通过将这些体式组合成一个短的序列来完成一个半拜日式，比如：

（1）体式 1、体式 2、体式 3、体式 11、体式 12；

（2）体式 1、体式 2、体式 3、体式 4、体式 10、体式 11、体式 12；

（3）体式 1、体式 2、体式 3、体式 4、体式 8、体式 9、体式 10、体式 11、体式 12。

这些组合对于那些由于各种原因不能完成完整拜日式的人来说是一种选择。

练习要点

- 用防滑瑜伽垫并光脚练习。

- 专注地练习。以平稳和谐的方式做动作，避免速度突然变化。

- 如果身体有些僵硬或酸痛，慢慢地开始，然后逐渐加快速度。

- 动作与呼吸同步可以获得练习的最大益处。

- 练习完成之后，保持摊尸式几分钟用来休息，体会拜日式给我们带来了什么。

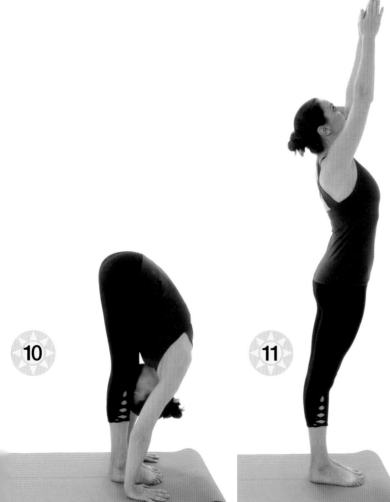

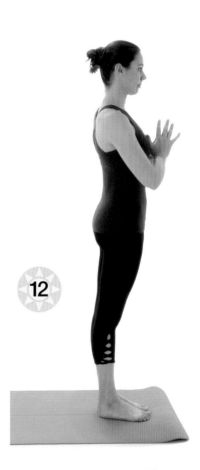

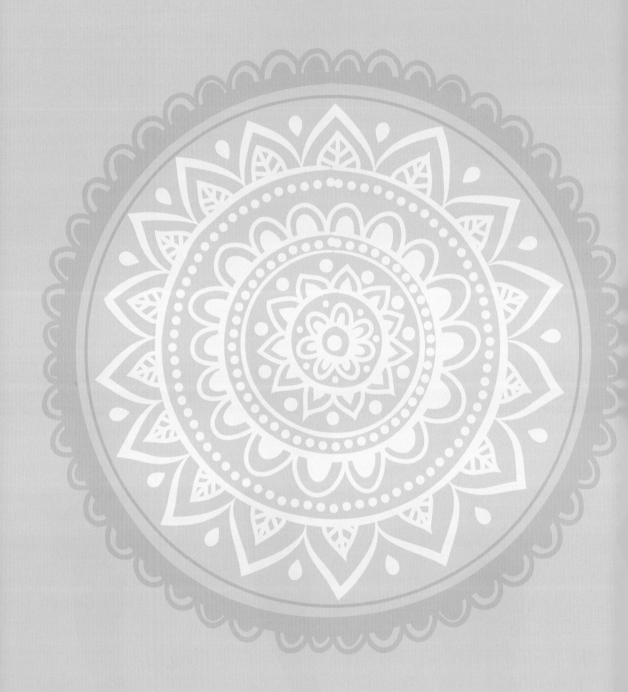

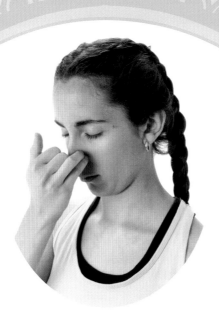

第三章　调息与放松

调息法是一系列让练习者能够自主控制呼吸过程的瑜伽术，主要目标是改善练习者的精神状态。

本章的第一部分介绍了呼吸系统的解剖学和生物力学知识，这对于讲解调息法的练习过程是必要的；随后还讲解了一些练习调息法时常用的基本技巧。

放松是一种让身体和精神在一节体式课后得到休息的方法。

呼吸系统

呼吸系统与心血管系统协同工作，为我们的身体提供氧气，排出二氧化碳，这种在细胞层面上发生的气体交换称为细胞呼吸。人体从空气中获得的氧气进入肺部，然后从那里进入血液。接着由于心脏的泵送作用，血液将氧气输送到全身，到达进行气体交换的所有细胞，而二氧化碳则被从体内排出。

呼吸器官

呼吸系统是由各个呼吸器官组成的，包括鼻腔、咽部、喉部、气管、支气管和肺部，肺中含有肺泡。肺泡的主要功能是运输、湿润、加热和净化进入肺部的空气。气体交换在肺泡内进行。

鼻腔。 鼻腔被黏液覆盖，黏液的作用是过滤、加热和湿润我们吸入的空气。在黏膜中有嗅觉感受器。吸入鼻腔的空气被推向鼻腔后部，在那里旋转 90 度后进入咽部。

咽部。 咽部通常被称为喉咙，它由 3 个区域组成：鼻咽、口咽和喉咽。只有第一个区域不参与呼吸，其余两个区域共用消化道。咽部有扁桃体，它具有防御外来病毒与细菌的功能。

喉部。 由于声门的缘故，它将空气导入气管，并阻止食物在吞咽时进入。另外，它是发声器官，它的褶皱，即声带能够振动并产生声音。

气管。 气管是由软骨环和平滑肌等组成的。它负责将空气从喉部输送到初级支气管。

初级支气管。 初级支气管分为右支气管和左支气管。空气从这里进入肺部。

肺部。 肺部主要由弹性组织和呼吸道组成。每个肺包含 10 个支气管肺段，被分为三级、二级和一级支气管，它们组成了支气管树。

肺泡。 小支气管最终形成肺泡或气囊。这里就是发生气体交换的地方，也就是说，从空气中获得的氧气从肺泡进入毛细血管，而二氧化碳则通过毛细血管进入肺泡。

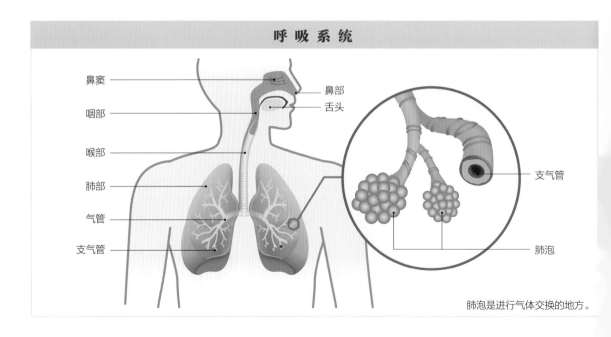

呼 吸 系 统

肺泡是进行气体交换的地方。

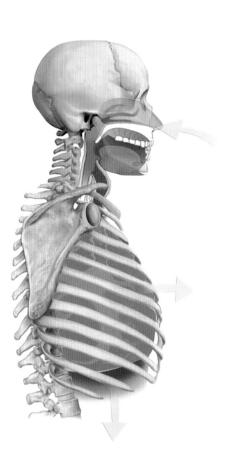

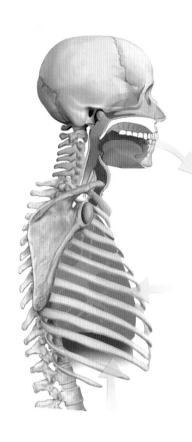

肺部是由一个弹性组织形成的。它与胸腔的大小相匹配。吸气时，肋骨由于肋间肌收缩而升高，膈下降；呼气时，肋间肌放松，膈上升，气体从肺部排出。

呼吸肌

吸气过程是在呼吸肌的联合作用下形成的。肺部是有弹性的，外层被肋骨覆盖。呼气时，肺部通过收缩来回复其自然的状态，呼出二氧化碳。呼吸系统有 3 个主要的呼吸肌。

肋间肌。肋间肌参与胸部的扩张和收缩。吸气时，肋间外肌使胸部变宽；而呼气时，则是肋间内肌使胸部收缩。

腹肌。腹肌参与了深入而有意识的用力呼气过程。在瑜伽练习的呼吸中它非常重要。

膈。膈是一个巨大的伞状肌肉，位于胸腔和腹腔之间。它形成了一个连接在肌纤维上的中央肌腱，是环绕肌纤维的肌肉带。

呼吸过程的生物力学知识

胸腔容积的变化导致肺部内外压力的持续变化，这些压力变化通过进气量或排气量进行补偿。

吸气。吸气发生在空气进入肺部时，由于膈和肋间肌的收缩，胸腔被扩大。膈收缩时，它会向下移动并变得平坦，而肋间肌则抬高肋骨。这个过程形成了更大的肺内空间和轻微的真空，使空气进入胸腔。

呼气。呼气通常是一个被动的过程。肺的自然弹性加上肋间肌的放松，使肺内和胸腔的容积变小。膈使肺内压力升高（高于标准大气压），使空气排出体外，以平衡胸腔内外的压力。

当呼气成为一种积极的过程时，它就被称作强制呼气。此时，肋间肌被激活，腹部收缩，两者的结合有助于将空气排出体外。

基本呼吸类型

在介绍调息法之前，我们先介绍 4 种基本的有意识的呼吸类型：膈呼吸（腹式呼吸）、胸式呼吸（肋间肌呼吸）、锁骨呼吸和矛盾呼吸（反常呼吸）。

在开始任何运动之前，我们有必要先了解一下自然呼吸。这种对呼吸的认知使我们能够获得许多生理和心理层面的信息。

我们最先介绍的这些内容有助于日后练习调息法。

观察自然呼吸

在有意识地改变呼吸之前，我们必须倾听自己的内心，观察自己运动前后的呼吸情况。通过这种方式，我们可以关注自己当下的呼吸过程。

方法

为了了解我们的呼吸过程，可采取简易坐的坐姿，闭上眼睛，在不改变呼吸过程的情况下，感知空气是如何进出鼻孔的。观察必须是被动的。要注意呼吸动作是在哪里出现的，身体的哪个部位膨胀了，哪个部位收缩了，还要注意体会通过鼻子进出的空气的温度，以及空气与呼吸道的接触。

我们应接受我们的呼吸，而不是试图去改变它。就这样待几分钟，如果出现了阻塞的情况或产生疲劳感，可以停下来伸展一下身体，打个哈欠。

膈呼吸

这是最简单、最自然的呼吸类型；是我们在婴儿时期安详地睡觉时，被观察到的呼吸。然而膈呼吸不仅是一种放松的腹式呼吸，而且它还必须要考虑到腹部和腰部的情况。

技术动作

以摊尸式姿势伸展身体，把双手放在腹部两侧，开始膈呼吸。吸气时，腹部上升；呼气时，腹部向地面下降。一旦进行了放松的膈呼吸，就可以把注意力集中在腰部和腹部。肚脐下面保持轻微的张力，吸气时仅腹部上部变宽。虽然吸气量和呼气量相同，但现在腹部的压力使上腹部增大，形成了足够的腹内压，这对于避免下腹部永久性变形很重要。

胸式呼吸

这是一种深入的呼吸方式。空气进入胸腔，向上扩散到胸腔两侧，肋间肌把胸部抬升起来。

技术动作

摊尸式是体会胸式呼吸的理想体位。将双手放在肋骨的侧面并吸气，尝试体会胸腔向两侧和上方扩张的情况。腹壁应保持放松，但同时应保持平滑肌的张力。吸气时，胸腔扩大到最大，膈的干

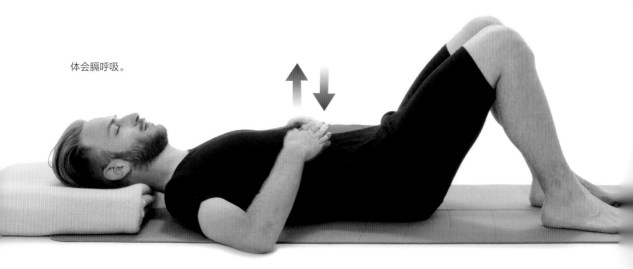

体会膈呼吸。

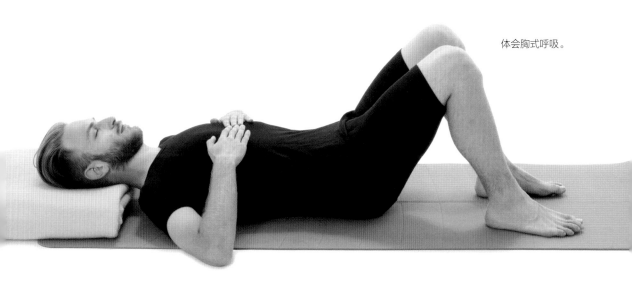

体会胸式呼吸。

预作用仅使其穹窿不会向上挤压（如呼气或进行反向呼吸和矛盾呼吸时）。

锁骨呼吸

这是一种非常浅的呼吸，只有胸部上部有起伏。负责呼吸的肌肉是斜角肌。它起于颈椎，插入第一和第二肋骨之间。

矛盾呼吸

受到惊吓或遭遇意外情况后会出现矛盾呼吸。在压力很大的情况下，我们也采用这种呼吸方式。它被称为矛盾呼吸是因为在吸气时腹壁向内移动，呼气时腹壁向外移动。这与膈呼吸的情况是相反的。这种呼吸方式会刺激交感神经系统，后者会在紧急情况下准备好启动"战斗或逃跑"反应。

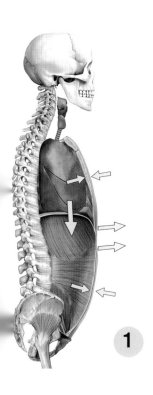
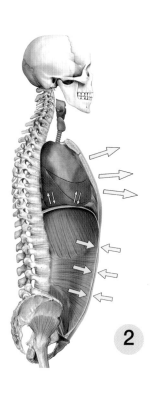
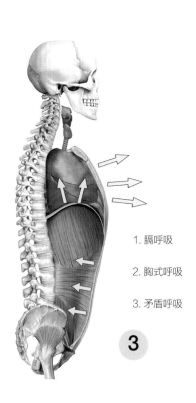

1. 膈呼吸

2. 胸式呼吸

3. 矛盾呼吸

调息练习

古代印度的瑜伽士发明了调息法，这是一种练习者能够自主控制呼吸过程的技术。通过不断练习调息法，我们可以控制自己的心理状态，平衡身体的能量流动。

普拉纳（Prana）

Prana 这个单词被翻译成许多不同的意思：呼吸、空气、生命、生命力和能量。从这些意思来看，普拉纳无处不在，体现在不断的运动和变化中。呼吸，除了为身体的所有细胞提供氧气和排出二氧化碳之外，也是获得普拉纳的途径。我们也通过皮肤来吸收普拉纳。

呼吸的阶段

瑜伽的呼吸过程包括 4 个阶段：吸气、肺部完全充满气息时的屏气、呼气和肺部排空气息时的屏气。

吸气时我们以开放的态度参与到我们周围的环境中。在肺部完全充满气息并屏气时，个体与外界融为一体。在呼气时，我们舍弃了不再想要的一切，这是一个脱离的过程。在肺部完全排空气息再次屏气时，我们获得了一个平静的时刻，这是一个自我进行回忆的时刻。

涅涕

呼吸通常是通过鼻子来完成的，所以保持鼻孔清洁是必要的，为此，建议使用涅涕壶来给鼻子做清洁。

这个过程很简单，首先把灌满盐水的涅涕壶加热到一个适合的温度。最好使用蒸馏水或生理盐水——确保水是纯净的很重要。然后使水通过一个鼻孔流到另一个鼻孔，再反过来。在整个过程中嘴保持张开。完成后要把鼻孔擦干净。

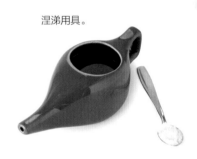

涅涕用具。

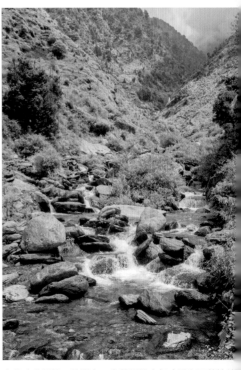

在印度北部的一处瀑布，自然界的空气中融入了普拉纳

调息法介绍

呼吸与我们的情感和精神状态之间有着深刻的联系。通过调息，我们可以调整和平衡我们的内心。下面的练习大家可以尝试一下。

呼吸频率

呼吸频率是我们在特定时间里呼吸的次数。健康成年人的正常呼吸频率是每分钟 12 ~ 20 次，它随着年龄和心情而变化。快速呼吸是情绪激动或焦虑的表现，而缓慢呼吸则表明个人生理和精神上的平静。持续练习调息法可以让我们随意调整自己的节奏来获得不同的呼吸：平衡的呼吸、刺激的呼吸和平静的呼吸。当呼气时间与吸气时间相似或相等（1∶1）时，我们说呼吸是平衡的。如果呼气比吸气速度慢和时间长，我们会获得一个平静的呼吸（1∶2），而另一种呼吸，如果吸气是被动和缓慢的，而呼气短而有力，则是一种刺激的呼吸（2∶1）。

调息练习的正确姿势

要练习调息，必须以正确的姿势坐着，也就是以冥想的姿势坐着。你可以根据自身的柔韧性选择一个姿势。

坐好，背部挺直，躯干处于激活状态，手臂放在腿上。肩关节向下，远离颈部。面部（尤其是嘴唇和下巴）和舌头保持放松。与冥想不同的是，调息法可以通过鼻子朝向胸骨来练习，也就是说头部稍微向下倾斜。

在练习过程中应闭眼。如果有需要，可以不时地睁开眼睛，观察姿势并进行调整。耳朵要倾听自己身体的声音。

玛哈调息法

Maha 的意思是"伟大""强大"或"丰富"。它是一种完全呼吸形式。

技术动作

以冥想的姿势坐着或以摊尸式躺下，体会我们的自然呼吸。随着缓慢而均衡的运动，我们将

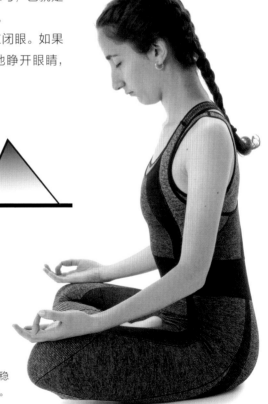

上图显示的是处于放松状态的正常呼吸情况。此时，呼气时间略长于吸气时间，节奏是吸气 5∶呼气 6。

练习调息法时，身体保持稳定，同时头脑清醒且平静。

建立一种新的呼吸形式，它将影响到 3 个呼吸区。首先从腹部开始吸气，然后把气息平稳地扩散到胸部，最后到达锁骨。呼气时以同样的方式：先从腹部呼气，然后到胸部，最后从锁骨排出空气。

苏哈调息法

这是一种轻松的呼吸形式。

技术动作

以调息法坐姿坐着，略收下巴，观察呼吸情况而不改变它，几分钟后进行持续吸气和呼气。首先集中精力计算花在呼气上的时间，然后将其与吸气时间相匹配。

做几分钟苏哈调息后，让呼吸再次自然地进行。

我们将看到这个练习的效果。

玛哈调息法的益处

- 为身体供氧。
- 排出毒素。
- 放松神经系统，平静心智。
- 消除疲劳、紧张和压力。
- 按摩内脏。
- 增加肺活量，让心脏休息，使整个身体恢复活力。

苏哈调息法的益处

- 平衡整个机体。
- 由于伴随着完全呼吸，同样的益处更为明显。
- 让我们为冥想准备好。

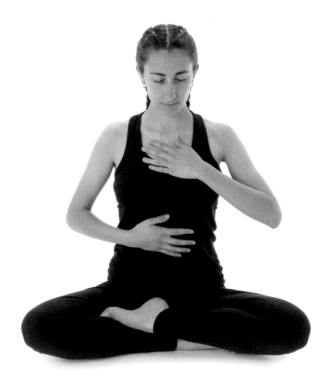

呈冥想坐姿。一只手放在腹部，另一只手放在胸部。体会呼吸时气息在 3 个呼吸区的流动。

在摊尸式中练习玛哈瑜伽调息法，使我们能够更好地体会呼吸区的情况。

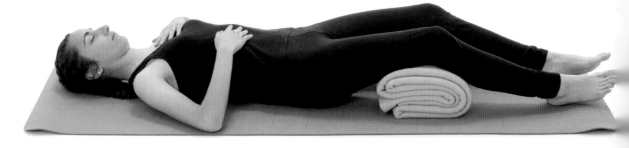

放松

放松可让我们的身体保持完全平静，也让我们有机会清楚地感知自己内心的状态。因此，这是一个很好的会，让我们意识到自己是否有任何生理或心理上的紧张。放松会让我们释放紧张的情绪，使已经产生的问题点一点被消解。有许多特定的放松体式，最著名的就是摊尸式，即尸体的姿势。其他则是一些俯卧体式，如卧放松式、鳄鱼式或它们的适应性变体。

术动作

躺在地上，轻轻伸展双腿。臂与躯干略微分开，掌心朝上。上眼睛，感受自己的身体、呼和思想，不判断或不改变任何西，仅强化自己的意识。

入放松状态

用腹部呼吸，自由自主地呼。首先意识到我们的脚——它的形状，它们的感觉，它们与面的接触。当我们呼气时，应觉它们放松了。我们又开始意到脚踝——它们的感觉，它们形状，然后我们也失去了它们。这样在小腿、膝关节、大腿和部位置由下而上地持续练习。旦腿放松了，继续放松骨盆、部和下腹，然后放松肌肉、内脏。接着，我们把注意力集中在胸部、背部和脊柱上，由下而上地放松整个躯干。然后从手开始，继续放松手臂。注意它们的形状和感觉，感知它们与地面的接触并让它们放松下来。最后关注颈部和头部。放松下巴、嘴唇、舌头、脸颊、眼睛。头部完全放松后，一个内在的微笑就出现了。

随着身体的深度放松，我们会将注意力集中在呼吸上。

结束放松

稍微延长呼吸的过程，慢慢地移动手指和脚趾，该动作缓慢地传递到手臂和腿上。伸展身体，睁开眼睛，揉搓手掌和脚底，安静地坐几分钟，然后站起来。

放松前和放松时的注意事项

每次在开始放松前，必须准备好场地与所采用的放松体式需要的物品。

进行放松的地方必须是一个安静的地方，并且温度适宜，光线应该暗一点，因为这有助于我们放松神经。我们需要一些辅助用具，例如可以使用垫子支撑头部，在腿下面放一个折叠好的毯子也很有帮助。

另外，放松姿势必须舒适；我们还应努力保持清醒、专注，态度要积极。如果你昏昏欲睡，可以把腿并拢，把胳膊伸直。如果在正常情况下你睡着了，可以试着在下一节课中改变姿势。

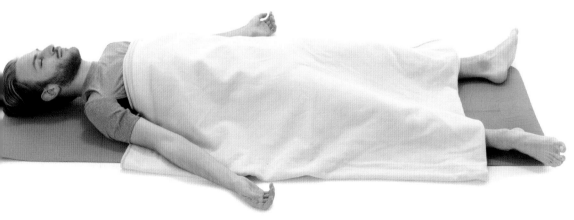

摊尸式躺下放松，若放松期间环境温度偏低，可在身上盖一条毯子。

怀孕期间放松时最好侧卧，弯曲一条腿。

就像海浪来来去去拍打着海岸，我们可以通过吸气的同时把注意力从脚底转移到头顶，然后呼气的同时再把注意力从脚底转移到脚尖来放松。你也可以想象，当我们的内心平静下来时，海浪也越来越平静。

益处

- 有助于吸收体式练习带来的益处。
- 让身心得到休息，减少身心压力，加深我们对身体和呼吸的认识。
- 为冥想做好准备。

警示

- 有严重精神障碍的人慎做。
- 这是适合孕妇的放松姿势，但做时要小心谨慎。

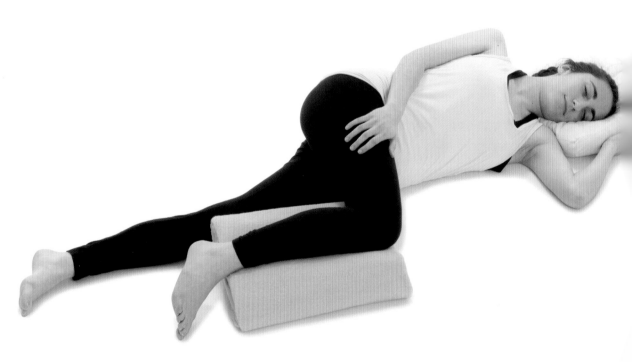

名 词 解 释

肌肉的向心收缩：肌肉收缩的同时被缩短；肌肉起止点互相靠近，产生运动。

肌肉的离心收缩：肌肉收缩的同时被拉长；肌肉起止点互相远离，运动停止。

肌肉的等长收缩：肌肉收缩的同时长度不变；肌肉被激活，但不产生运动。

体式：练习瑜伽时采用的身体姿势。

阿斯汤加瑜伽：具有 8 个分支的帕坦伽利瑜伽流派。

巴克缇（Bhakti）：Bhakti 的意思是"奉献""纯净的爱""崇拜"。

哈他瑜伽：瑜伽的一个分支，创立于大约 4000 年前，建立在净化身体和平衡能量的基础上，包括体式和调息法。

协同肌：一种被激活以帮助主动肌的肌肉。

普拉纳耶那："调息法"的意思，是一种控制呼吸的技术，是帕坦伽利瑜伽流派的阿斯汤加瑜伽的第四个分支。

瑜伽：瑜伽的意思是"联合"，它是印度的六大哲学体系之一。

瑜伽士：瑜伽修行者或练习瑜伽的人。